Dirk Arenz

Eine kleine Geschichte der Schizophrenie

Dirk Arenz

Eine kleine Geschichte der Schizophrenie

Impressum:

Dirk Arenz: Eine kleine Geschichte der Schizophrenie
ISBN 978-3-940654-01-4

Bibliografische Information der Deutschen Bibliothek
Die Deutsche Bibliothek verzeichnet diese Publikation in der Deutschen Nationalbibliografie:
detaillierte bibliografische Daten sind im Internet über http://dnb.ddb.de abrufbar.

Die grafische Gestaltung des Covers erfolgte unter Verwendung von Motiven des
Isenheimer Altars von Matthias Grünewald (Mathis Gothart Nithart), rechter Flügel,
„Die Versuchung des heiligen Antonius" (ca. 1506-1515). Die Kopfleiste zeigt von links nach
rechts (Vorderseite: Hippokrates von Kos, Paracelsus, Kahlbaum, Kraepelin. Rückseite: Bleuler,
Binswanger, Kretschmer, Schneider.

Die Nennung von Handelsnamen, Produktbezeichnungen oder Warenzeichen usw. berechtigt
auch ohne besondere Kennzeichnung nicht zu der Annahme, dass diese Namen als frei
betrachtet und von jedermann benutzt werden dürfen. Vom Autor wurde große Sorgfalt darauf
verwendet, dass die genannten Dosierungen und Applikationsformen dem Wissensstand bei
Drucklegung des Buches entsprechen. Für die Angaben zu Dosierungsanweisungen und
Applikationsformen kann vom Verlag jedoch keine Gewähr übernommen werden. Derartige
Angaben müssen vom Anwender durch sorgfältiges eigenes Studium auf ihre Korrektheit
überprüft werden.

Dieses Medienprodukt aus dem Rabe Verlag Bonn ist urheberrechtlich geschützt.
Jede Verwertung, die nicht ausdrücklich vom Urheberrechtsgesetz zugelassen ist, bedarf der
vorherigen schriftlichen Zustimmung des Verlags.

© Rabe Verlag Bonn Hartmut Rabe, Im Frankenkeller 6, D-53179 Bonn
www.rabe-verlag.de
info@rabe-verlag.de
Titel, Layout, Satz: Axel Günthersberger, D-53129 Bonn
Druck: TZ Print GmbH, D-64380 Roßdorf

Inhalt:

Brückenschlag zwischen Klinik und Medizingeschichte 7
Häufigkeit (Epidemiologie) der Schizophrenie 9
Ursachen (Ätiologie) 10
Risikofaktoren 12
Erscheinungsbild und traditionelle Diagnostik 13
Formen der Schizophrenie 19
Mit der Schizophrenie verwandte Syndrome 27
Besondere Formen der Wahnhaften Störung 38
Kleine Geschichte der Psychiatrie 43
Antike Medizin 44
Frühe Therapieversuche 48
Zwischen Krankheit und Sünde: Psychiatrie im Mittelalter 49
„Wahn der Gesunden": Renaissance und Aufklärung 54
Animismus, Vitalismus und Lebenskraft.
Vordenker einer systematischen Psychiatrie 57
Mesmerismus und Magnetismus 59
Die Geburt einer systematischen Psychiatrie im 18. Jahrhundert 60
Die „Romantische Psychiatrie" und die Verrückung der Seele 65
Therapeutische und disziplinarische Prinzipien: Beschränkung und Zwang 71
Mechanische Behandlungen im 19. Jahrhundert 72
Ende der Seelenheilkunde, Beginn der biologischen Psychiatrie 73
Krankheitseinheiten und das (vorläufige) Ende der Einheitspsychose 74
Hirnpathologie und „Hirnmythologie" im 19. Jahrhundert 75
Die Geburt der Schizophrenie 78

Erweiterung des Systems von Emil Kraepelin durch Eugen Bleuler 85

Meister der Psychopathologie: Die Heidelberger Psychiater 87

Degenerationslehre und Krankenmord 88

Nach 1945: Auferstanden aus Ruinen? 93

Die Schizophrenie als Daseinsvollzug: Anthropologie und Daseinsanalyse 94

Die Krankheit als Waffe: Antipsychiatrie 95

Qualität setzt sich durch: Psychiatrie-Enquête 98

Abschließende Bemerkungen zur Schizophreniediagnostik 99

Geschichte der somatischen Therapien in der Psychiatrie 100

Die Entwicklung der modernen Pharmakotherapie 103

Neue Entwicklungen 108

Literatur 111

Personenregister 114

Sachregister 117

Abbildungsverzeichnis 118

Brückenschlag zwischen Klinik und Medizingeschichte

Die Geschichte der Schizophrenie ist auch die Geschichte der Psychiatrie, deren eindruckvollste Störung sie zugleich ist. Menschen mit schizophrenen Symptomen gab es zu allen Zeiten, wie Überlieferungen zeigen. Was sich über die Zeiten änderte, sind Überlegungen zur Genese der Störung, deren Bezeichnungen und Behandlungsmethoden. Auch war der Umgang mit psychisch leidenden und kranken Menschen über die Jahrhunderte Veränderungen unterworfen. Es gibt mittlerweile sowohl eine gute Auswahl an psychiatriehistorischen Werken als auch an psychiatrischen Lehrbüchern, in denen die jeweiligen Perspektiven in sich geschlossen abgehandelt werden. Worin besteht also der Sinn eines historischen Kompendiums zur Schizophrenie? Nach den Erfahrungen des klinisch tätigen Autors besteht Bedarf nach einem „Brückenschlag" zwischen den Disziplinen der Medizingeschichte und der klinischen Psychiatrie. Beide werden von jeweiligen Spezialisten beforscht und dargestellt, während gemeinsame Darstellungen eher die Ausnahme sind. Dabei wäre gerade das gemeinsame Feld einer medizinhistorisch orientierten Darstellung der psychischen Leiden wichtig, um den Blick auf die Entwicklungen der Psychiatrie frei zu geben und Wege, Irrwege und Errungenschaften zu beleuchten.

Eine historisch orientierte Annäherung an Krankheitsbilder wie die der Schizophrenie ist umso wichtiger, weil sie auch den Blick für aktuelle Diskussionen schärft. Schließlich ist bei weitem nicht alles neu, was als aktuelle Errungenschaften angepriesen wird. Vieles wussten auch schon die Ärzte-Generationen vor uns, auch wenn die Bezeichnungen anders waren. Schließlich gibt es ja auch seit Anbeginn der Menschheit das

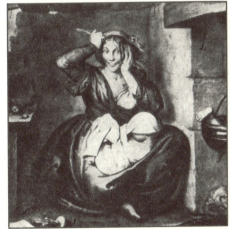

Abb. 1: Wahnsinn (Gemälde von A.J. Wiertz)

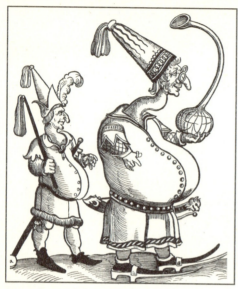

Abb. 2: Ärzte als Narren, Narren als Ärzte

Leid in allen seinen Erscheinungen, woran sich nichts geändert hat: Angst vor Schmerz, Krankheit und Tod, Sehnsucht nach Zuneigung und Liebe, Geborgenheit und Anerkennung.

Ärztlich-therapeutisches Handeln ist in der Psychiatrie immer auf den gesamten Menschen ausgerichtet. Ein wesentlicher Gesichtspunkt ist dabei die Biographie des Leidenden. Ohne biographische Kenntnis des Patienten kann der Arzt die sich ihm offenbarenden Symptome nicht verstehen und adäquat behandeln, besonders wenn es sich um chronische Störungen z. B. mit einhergehenden Wahnbildungen handelt. Neben den Biographien der Patienten in der Behandlung der psychiatrischen Störungen sind auch die Biographien der „Entdecker" von Interesse, sind sie doch Siegel der Zeit, in der sich psychiatrische Veränderungen ergaben. Insofern werden in diesem Kompendium auch die Forscherpersönlichkeiten erwähnt, die für die Schizophreniegeschichte wichtig sind.

Die Darstellung der Geschichte von Schizophrenie und Psychiatrie kann sowohl chronologisch als auch nach Themenschwerpunkten geordnet werden. In der vorliegenden Zusammenstellung wird beides versucht, ohne hoffentlich zu größerer Verwirrung zu führen. Eine streng chronologische Vorgehensweise wäre nicht nur ermüdend, sie würde auch übergreifende Zusammenhänge nicht adäquat berücksichtigen können. Andererseits sollte ein wildes Hin- und Herhüpfen durch die Historie vermieden werden. Einige Redundanzen lassen sich nicht vermeiden, wenn die Geschichte der Schizophrenie aus verschiedenen Perspektiven dargestellt wird. Ich bitte, dies zu entschuldigen. Repetitio mater studiorum est.

Schließlich sei noch der Selbstverständlichkeit genüge getan mit der Bemerkung, dass die folgenden Darstellungen der Schizophrenie natürlich keinen Anspruch auf Vollständigkeit erheben. Es sei auf die einschlägige Fachliteratur verwiesen. In diesem Sinne will der Text eher „populärwissenschaftlich" sein, wenn darunter Verständlichkeit und Kurzweil verstanden wird. Somit wünsche ich viel Freude bei der Lektüre.

Häufigkeit (Epidemiologie) der Schizophrenie

Das Lebenszeitrisiko (Prävalenz) beträgt unabhängig der verschiedenen Kulturen ca. 1 %, auch wenn zur Berechnung verschiedene Variablen wie Definition, Alter, Art der Studie etc. berücksichtigt werden müssen. Das interkulturelle gemeinsame Risiko, an dieser Störung zu erkranken, ist ein starkes Argument für eine von äußeren Bedingungen unabhängige Erkrankung im biologischen Sinne. Andererseits lehrt uns die klinische Erfahrung, dass die Schizophrenie nicht selten nach psychischen oder anderen Belastungsfaktoren ausbricht. Auch ist bekannt, dass kulturelle Besonderheiten den Inhalt der Psychose prägen können. In unterschiedlichen Epochen und Kulturen kommen z. B. religiöse oder technische Inhalte unterschiedlich häufig vor. Dennoch scheinen sie bei der Häufigkeitsverteilung nur eine untergeordnete Rolle zu spielen. Eine Häufung psychotischer Störungen ist jedoch in Familien mit schizophrenen Menschen zu beobachten, was die Bedeutung der Vererbung unterstreicht. Aber auch die Genetik vermag nicht die Ursache vollständig für sich zu beanspruchen, denn wie sollte man sich sonst die Tatsache erklären, dass „nur" ca. 50 % der eineiigen Zwillinge mit einem erkrankten Geschwister selbst an einer Schizophrenie erkranken? Gegenüber dem 1%igen Risiko in der Allgemeinbevölkerung, an Schizophrenie zu erkranken, steigt das Risiko bei einem erkrankten Elternteil auf etwas über 10 %. Sind beide Eltern erkrankt, ist das Risiko bei etwas über 45 % anzusiedeln, selbst die Störung zu entwickeln.

Die Schizophrenie ist eine Erkrankung, die sich in der Regel im jungen Erwachsenenalter manifestiert, bei den Männern um das 21. Lebensjahr, bei den Frauen etwas später um das 24. Lebensjahr herum. Bei den Frauen findet man darüber hinaus noch einen zweiten, nicht so ausgeprägten Häufigkeitsgipfel um das 45. Lebensjahr, was zu hormonellen Hypothesen führte. In großen Studien konnte überdies nachgewiesen werden, dass eine Schizophrenie selten ganz akut ausbricht, sondern sich meist durch ein mehrjähriges und oft unspezifisches „Prodrom" von durchschnittlich über fünf Jahren ankündigt, bevor es zum Ausbruch der Erkrankung mit Wahnphänomenen oder Halluzinationen kommt. Die Erkrankung kommt in allen sozialen Schichten vor, auch wenn in Studien die unteren Gesellschaftsschichten überrepräsentiert sind. Dabei ist aber zu berücksichtigen, dass bereits das Prodrom der Erkrankung häufig zu einem sozialen Abstieg oder zumindest einer „sozialen Stagnation" führt, indem Ausbildungsmöglichkeiten durch die Symptome nicht genutzt werden können oder es sogar zum Abbruch beruflicher oder sozialer Bindungen kommt. Volkswirtschaftlich ist die Schizophrenie eine sehr teure Erkrankung, was sich nicht nur in den „direkten" Kosten wie z. B. Krankenhausaufenthalten und Medikamenten niederschlägt, sondern besonders durch die ca. fünfmal so hohen „indirekten" Kosten wie Produktivitätsausfall und Berentung bedingt wird.

Ursachen (Ätiologie)

Die Ursache der Erkrankung Schizophrenie ist weiterhin nicht in allen Einzelheiten bekannt. Dies mag daran liegen, dass wahrscheinlich eine Vielzahl von Faktoren in unterschiedlichen Ausprägungen zusammenkommen müssen, um zum Ausbruch der Störung zu führen. In verschiedenen Epochen hatte man jeweils einseitig biologische, psychologische oder soziale Gründe vermutet, die zu der Schizophrenie führen. Auch wurde ein widersprüchlicher Kommunikationsstil („double bind" [Bateson et al. 1956]) oder ein überkritisches und emotional aufgeheiztes Familienmilieu („high expressed emotions" [Vaughn und Leff 1976]) für den Krankheitsausbruch verantwortlich gemacht. Auch wurden vor allem die Mütter („schizophrenogene Mutter" [Fromm-Reichmann 1948]) beschuldigt, für die Erkrankung ihres Kindes durch ihr Bindungsverhalten verantwortlich zu sein. Gemeinsam ist diesen Ansätzen die Suche nach einem „Schuldigen" für das Leid, das durch die Erkrankung ausgelöst wird und ganze Familien ruinieren kann. Allerdings führt Schuldzuweisung nicht weiter und vergrößert das bereits vorhandene Leid beträchtlich. Auch ist in diesem Sinne die systemische These vom „Symptomträger" eines insgesamt gestörten familiären „Systems" kritisch zu hinterfragen, auch wenn dies in Einzelfällen eine mögliche Interpretation sein mag. Soziale Theorien verstiegen sich sogar zu der These, die Schizophrenie sei eine Erfindung der Gesellschaft, um abweichendes Verhalten auszugrenzen, zu pathologisieren und zu stigmatisieren. Auch wenn Wechselwirkungen zwischen Diagnose, „Etikettierung", Stigmatisierung und Handlungen kranker Menschen bestehen, wie es z. B. in der sogenannten „Labeling-Hypothese" (Scheff 1966) beschrieben wird, ist es grundfalsch, schwere psychiatrische Erkrankungen einfach zu leugnen und mit einer Erfindung einer „repressiven Gesellschaft" zu erklären. Jedem, der einer solch falschen „Sozialromantik" aufgesessen ist, sollte ein Praktikum in einer psychiatrischen Klinik oder Abteilung absolvieren und sich mit eigenen Augen davon überzeugen, wie krank die Patienten tatsächlich sind.

Überhaupt hat es sich nie gelohnt, die „Schuld" an der Erkrankung zu suchen oder sie wechselweise dem Kranken selbst oder seiner Umwelt anzulasten. Nachdem nun abwechselnd biologische, psychologische und soziale Gründe als Ursachen herangezogen wurden und sich zwar einerseits für jede These Argumente finden ließen, andererseits sich monokausale Theorien als untauglich erwiesen, wurde das „Bio-psycho-soziale Modell" entwickelt, das verschiedene Ursachen und vor allem das Zusammenspiel verschiedener Faktoren als ursächlich für die Entstehung der Schizophrenie annahm. Eng hiermit verbunden ist das „Vulnerabilitätsmodell" (Zubin und Spring 1977), welches vereinfacht besagt, dass einerseits für die Entstehung der Schizophrenie eine besondere Verletzlichkeit (Vulnerabilität) in biologischer, psychologischer oder sozialer Hinsicht vorliegen muss, bevor andererseits ein bestimmter Stressor, der ebenfalls aus einem der drei biopsychosozialen Bereiche stammen kann, der für sich alleine genommen eventuell gar nicht so schwer gewogen hätte, die Erkrankung auslöst („Vulnerabilitäts-Stress-Modell").

Vulnerabilität kann dabei vereinfachend als die individuelle Disposition für das Auftreten einer Erkrankung verstanden werden. Besitzt das Individuum eine hohe Vulnerabilität (Disposition), genügen eher geringe und unter Umständen unspezifische psychosoziale Stressoren, um die Erkrankung auszulösen. Hierbei spielen auch individuelle Bewältigungsstrategien („Coping-Mechanismen") eine Rolle. Ist jemand beispielsweise gut in der Lage, mit Stressfaktoren umzugehen, kann nach dieser Modellhypothese auch eine hohe Krankheits-Vulnerabilität in einem gewissen Umfang kompensiert werden, so dass ein Krankheitsausbruch vermieden werden kann.

In der Schizophrenieforschung wird intensiv nach möglichst spezifischen „Markern" gesucht, die mit dem Auftreten der Erkrankung korreliert sind. Dabei kann zwischen zustandsabhängigen, nur in psychotischen Phasen auftretenden „State-Markern", überdauernden und bereits vor der Erkrankung vorhandenen „Trait-Markern" und „Intermedär-Markern", die überdauernd während und nach der ersten psychotischen Episode vorhanden sind, unterschieden werden. Neben organischen können auch psychologische und soziale Marker definiert werden. Beispiele für biologisch-organische Marker sind z. B. genetische Faktoren, Neurotransmitterbefunde (Dopamin, Glutamat, Noradrenalin, Serotonin etc.), Hormonstatus, hirnanatomische Befunde (Ventrikelerweiterungen, Hippocampusalterationen, Veränderungen der Gyrifizierung etc.), elektrophysiologische Veränderungen (z. B. Veränderungen der P300-Welle), psychometrische Auffälligkeiten (z. B. Veränderungen von Reaktionszeit, Aufmerksamkeit, Auffassung), Störungen der Augenbewegungen (sakkadische Augenfolgebewegungen), immunologische Besonderheiten. Es ist bislang nicht gelungen, sichere psychologische oder soziale Marker als eine hinreichende Ursache für das Auftreten schizophrener Störungen zu ermitteln. Zwar können belastende Lebensereignisse durchaus zu psychotischen Reaktionen führen oder bereits latente oder manifeste Psychosen auslösen oder verschlimmern, als hauptsächliche Ursache für die Erkrankung können sie aber in der Regel nicht herangezogen werden.

Insgesamt ist daher festzuhalten, dass sich bislang die Suche nach „der" Ursache der Schizophrenie als eine Sackgasse erwiesen hat und heute ein gestörtes Zusammenspiel zwischen biologisch-organischen, psychologischen und sozialen Faktoren angenommen wird. Gleichwohl fokussiert die wissenschaftliche Psychiatrie derzeit deutlich auf biologisch-organische Faktoren, die zumindest als hauptverantwortlich für eine hohe Krankheitsvulnerabilität gelten.

Risikofaktoren

Es sind im Laufe der Jahre einige Risikofaktoren für die Entwicklung der Schizophrenie herausgearbeitet worden. Der genetische Faktor ist dabei empirisch durch viele Studien belegt. Das Risiko bei einem eineiigen Zwilling, eine Schizophrenie zu entwickeln, wenn das Geschwister bereits erkrankt ist, liegt bei etwas über 50 %. Bei zweieiigen Zwillingen und anderen Geschwistern sinkt das Risiko bis unter 10 %, dies ist in etwa auch das Risiko bei einem erkrankten Elternteil, dass ein Kind unter dieser Störung leiden wird. Ein Risiko stellt auch eine gestörte Hirnmorphologie dar. Hirnschädigungen, auch wenn sie bereits prä- oder perinatal durch Hypoxie, Noxen oder Infektionen hervorgerufen wurden, können das erhöhte Risiko einer späteren Psychose in sich bergen. Störungen im Neurotransmitterhaushalt oder andere biochemische Imbalancen können das Risiko erhöhen, ebenso wie eine exogene Verursachung wie Cannabisabusus. Auch gestörte familiäre Kommunikationsstrukturen (High EE) können das Risiko bei einer bereits bestehenden Psychose erhöhen, einen Rückfall zu erleiden. Die Forschung ist bemüht, aus all den verschiedenen Risikofaktoren verlässliche Instrumente zur Früherkennung und Prävention zu entwickeln, auch wenn dies derzeit noch Zukunftsmusik ist.

Erscheinungsbild und traditionelle Diagnostik

Die Schizophrenie gehört zu den eindrucksvollsten Erkrankungen, denen man als Arzt oder Therapeut, als Angehöriger oder einfach als Mitmensch begegnen kann. Die Begegnung mit Wahn oder Halluzinationen, Lockerung der Denkvorgänge oder Affekt- und Antriebsstörungen kann niemanden unbeeindruckt lassen. Die Schizophrenie ist den meisten psychisch gesunden Menschen auf den ersten Blick sehr fremd. So fallen auch die Reaktionen auf diese psychische Erkrankung in der Bevölkerung sehr unterschiedlich aus, wie wir eben so mit „Fremdheit" umgehen. „Befremdliche" Reaktionen bei Gesunden sind daher leider öfter die Regel als die Ausnahme, was häufig zu einer weiteren gesellschaftlichen „Entfremdung" der Betroffenen führt. Eine Darstellung der Symptome der Schizophrenie kommt ohne historische Rückgriffe nicht aus, da der Begriff selbst historisch ist und verschiedene Modifikationen erfuhr. Das, was wir heute als „Schizophrenie" bezeichnen, wurde begrifflich durch Eugen Bleuler (1857-1939) in den Jahren 1908 und 1911 geprägt. Die Erkrankung wurde aber bereits 1899 von Emil Kraepelin (1856-

1926) unter der Bezeichnung „Dementia praecox" („vorzeitige Demenz") beschrieben. Schließlich muss als dritter maßgeblicher Autor Kurt Schneider (1887-1967) angeführt werden, der mit der Konzeptionalisierung der sogenannten „Erstrangsymptome" enormen Einfluss darauf hatte, was wir heute unter „der Schizophrenie" verstehen. Bevor jedoch die Geschichte der Erkrankung Schizophrenie genauer dargestellt wird, mag es zunächst genügen, wenn darauf verwiesen wird, dass die Symptome der Schizophrenie, wie wir sie heute verstehen, ein Konglomerat dessen ist, was diese drei Autoren in ihren Arbeiten zu der Erkrankung beitrugen.

Kraepelin bezeichnete unter dem Begriff „Dementia praecox" [..] „die Entwicklung eines einfachen, mehr oder weniger hochgradigen geistigen Schwächezustandes unter den Erscheinungen einer akuten oder subakuten Geistesstörung" (5. Aufl. 1896). In der nächsten Auflage von 1899 erhielt die Erkrankung ihre auch heute noch weitgehende Form durch die Unterformen der von Kahlbaum (1874) und Hecker (1871) beschriebenen Katatonie und Hebephrenie sowie der von Kraepelin selbst hinzugefügten „Dementia paranoides". Kraepelins Bestreben war es, die Dementia praecox als eine Krankheitseinheit mit gleicher biologisch-endogener Ursache, gleichem Erscheinungsbild und gleichem Verlauf und Ausgang zu konzeptionalisieren. Wie der Begriff bei Kraepelin bereits impliziert, nahm er für die Erkrankung - im Gegensatz zum „Manisch-depressiven Irresein"- eine schlechte Prognose an. Zumindest bezogen auf die per definitionem schlechte Prognose folgten ihm Eugen Bleuler und Kurt Schneider nicht, sondern sie betrachteten unter Ausblendung des Verlaufsaspektes die Schizophreniediagnostik unter den Gesichtspunkten des jeweils vorherrschenden Querschnittsbildes.

Kraepelin sah neben dem Verlauf der Erkrankung v. a. folgende Symptome als wesentlich für die Diagnostik der Dementia praecox an: Aufmerksamkeits- und Verständnisstörungen, akustische Halluzinationen (Stimmenhören), Gedankenlautwerden und -beeinflussung, verminderter Gedankenfluss und erschwerte Assoziationen, Schwächung kognitiver und Urteilsfunktionen, Affektverflachung, Antriebsminderung, Echolalie und -praxie sowie Befehlsautomatismus, Ausagieren und „katatone Raserei", Stereotypie, Negativismus, Autismus und verbale Ausdrucksstörungen. Anderseits gab Kraepelin kein „beweisendes" Symptom der Erkrankung an, die wesentlich durch den als ungünstig angenommenen Verlauf determiniert wurde. Kraepelins psychopathologische Schilderungen werden heute nur noch selten rezipiert.

Berühmt geworden sind dagegen Bleulers „Grundsymptome der Schizophrenie": Assoziationsstörungen (v. a. Denkdissoziation bis hin zur Zerfahrenheit), Affektstörungen (Zurücktreten der Gefühlsäußerungen, Parathymie), Autismus (zunehmender Verlust des Kontaktes mit der Realität) und Ambivalenz (sich normalerweise gegenseitig ausschließende Gefühlszustände bestehen gleichzeitig nebeneinander). Diesen für die Schizophreniediagnostik grundlegenden Symptomen stellte Bleuler akzessorische Symptome zur Seite, die auch häufig bei der Schizophrenie zu finden, aber nicht notwendig für eine valide Diagnostik seien: Sinnestäuschungen (Halluzinationen, Illusionen), Wahnideen und katatone Symptome (Katalepsie, Stupor, Hyperkinesien, Stereotypien, Manierismus, Negativismus, Befehlsautomatie und Echopraxie, Automatismen und Zwangsphänomene sowie Impulsivität). Darüber hinaus könnten auftreten: Paramnesien, Depersonalisationen, Transitivismus, Appersonierung, Störung der Sprache und Schrift in Form von Logorrhoe, Mutismus, Verbigerationen, Neologismen, Paragrammatismus, Wortsalat, Kontaminationen, Störungen des Schriftbildes, körperliche Symptome wie z. B. Gewichtsschwankungen, vegetative und vasomotorische Störungen, Menstruationsbeschwerden, körperliche Ermüdung, Kontraktionen, Zittern, Störung des Gangbildes, Reflexsteigerungen bei abgeschwächten Pupillenreaktionen, Parästhesien, Analgesie, flüchtige Paresen, hysterische Dämmerzustände, Ohnmachten, epileptiforme Krämpfe und sogenannte körperliche Degenerationszeichen. Neben den Grund- und akzessorischen Symptomen entwickelte Bleuler auch die Idee der Primär- und Sekundärsymptome.

Gelegentlich werden „Grund- und akzessorische Symptome" mit Bleulers zusätzlicher Einteilung in „Primär- und Sekundärsymptome" verwechselt.

Tab.1: Bleulers Grundsymptome der Schizophrenie

Grundsymptome der Schizophrenie (Die vier A´s der Schizophrenie)
• Assoziationsstörungen (v. a.: Denkdissoziation bis hin zur Zerfahrenheit)
• Affektstörungen (Zurücktreten der Gefühlsäußerungen, Parathymie)
• Autismus (zunehmender Verlust des Kontaktes mit der Realität)
• Ambivalenz (sich normalerweise gegenseitig ausschließende Gefühlszustände bestehen gleichzeitig nebeneinander)

Tab. 2: Bleulers Akzessorische Symptome der Schizophrenie

Akzessorische Symptome der Schizophrenie (n. Bleuler)

- Sinnestäuschungen (Halluzinationen, Illusionen)
- Wahnideen
- Katatone Symptome (Katalepsie, Stupor, Hyperkinesien, Stereotypien [selbst stereotype Halluzinationen werden als katatones Symptom gedeutet], Manierismus, Negativismus, Befehlsautomatie und Echopraxie, Automatismen und Zwangsphänomene, Impulsivität)
- Weitere Symptome: Gedächtnisstörungen (Paramnesien), Störungen der Person (Depersonalisationen, Transitivismus, Appersonierung), Störung der Sprache und Schrift (Logorrhoe, Mutismus, Manierismen, Verbigerationen, Neologismen, Paragrammatismus, Wortsalat, Kontaminationen, Eigentümlichkeiten des Schriftbildes), körperliche Symptome (Gewichtsschwankungen, vielfältige vegetative und vasomotorische Symptome, Menstruationsstörungen, körperliche Ermüdung, Kontraktionen, Zittern, Störung des Gangbildes, Reflexsteigerungen bei abgeschwächten Pupillenreaktionen, Parästhesien, Analgesie, flüchtige Paresen, hysterische Dämmerzustände, Ohnmachten, epileptiforme Krämpfe, körperliche Degenerationszeichen)

„Primärsymptome" (z. B. Assoziationsstörungen) entstehen unmittelbar als Folge des Krankheitsprozesses, „Sekundärsymptome" (z. B. Verschiebung, Symbolisierung, Affektstörungen etc.) dagegen mittelbar als Reaktion auf die Krankheit. Gerade in dieser letzteren Konzeption werden schizophrene Symptome auch einem psychologischen Verständnis zugänglich. Ist z. B. eine schizophrene Denkstörung im Sinne einer assoziativen Lockerung ein „primäres" Krankheitssymptom, so kann ein sich darauf basierender Verfolgungs- oder Beziehungswahn ein von dem „primären Symptom" ableitbares „sekundäres Symptom" sein. Diese „sekundären Symptome" können dabei psychologischen oder auch psychoanalytischen Erklärungen zugänglich sein. Gerade die Unterteilung in „primäre" und „sekundäre" Symptome und die mögliche psychologische Ableitbarkeit letzterer eröffnete in der Schizophrenietherapie neue Wege. Eine „Psychotherapie der Psychosen" wäre ohne eine psychologische Bedingtheit dominierender Schizophreniesymptome und da-

Tab. 3: Kurt Schneiders Erst- und Zweitrangsymptome

Symptome ersten Ranges:	Symptome zweiten Ranges:
• Gedankenlautwerden • Hören von Stimmen in der Form von Rede und Gegenrede • Hören von Stimmen, die das eigene Tun mit Bemerkungen begleiten • Leibliche Beeinflussungserlebnisse • Gedankenentzug und andere Gedankenbeeinflussungen • Gedankenausbreitung • Wahnwahrnehmung • Alles von anderen Gemachte und Beeinflusste auf dem Gebiet des Fühlens, Strebens (der Triebe) und des Wollens	• Übrige Sinnestäuschungen • Wahneinfall • Ratlosigkeit • Depressive und frohe Verstimmungen • Erlebte Gefühlsverarmung • Andere Symptome

mit auch deren psychotherapeutischer Beeinflussbarkeit überhaupt nicht vorstellbar. Dabei ergeben sich gelegentliche Abgrenzungsprobleme gegenüber affektiven Erkrankungen, neurotisch-neurasthenischen Zustandsbildern und auch Persönlichkeitsstörungen. Aber auch unter Berücksichtigung der „akzessorischen Symptome" Bleulers finden sich Symptome, die in der heutigen Terminologie z. B. als Konversionsstörungen oder „dissoziative Störungen" gewertet würden. Hier zeigt sich die Tradition Bleulers, der die Schizophrenie (Spaltungsirresein) wesentlich als organisch-dissoziative Erkrankung mit einer Auflockerung der Assoziationsketten auffasste.

Kurt Schneider gewichtete die Schizophreniesymptome genau anders herum als Bleuler, indem er den produktiven Wahnformen und halluzinatorischen Erlebnissen der Kranken ein wesentlich höheres Gewicht beimaß als den Bleulerschen Grundsymptomen. Geradezu bahnbrechend für die Schizophreniediagnostik erwiesen sich die von ihm konzipierten „Erstrangsymptome der Schizophrenie": Gedankenlautwerden, Hören von Stimmen in Form von Rede und Gegenrede, Hören von Stimmen, die das eigene Tun mit Bemerkungen begleiten, leibliche Beeinflussungserlebnisse, Gedankenentzug und andere Gedankenbeeinflussungen, Gedankenausbreitung, Wahnwahrnehmung, alles von anderen Gemachte und Beeinflusste auf dem Gebiet des Fühlens, Strebens und des Wollens. Demgegenüber maß Kurt Schneider den sogenannten „Symptomen zweiten Ranges" eine geringere diagnostische Bedeutung zu: Übrige Sinnestäuschungen, Wahneinfälle, Ratlosigkeit, depressive und frohe Verstimmungen, erlebte Gefühlsverarmung und andere Symptome. Eine psychologische Verarbeitung bestimmter Krankheitssymptome, wie dies noch Bleuler postulierte, interessierte ihn weniger.

Die bislang von den ausgewählten drei Autoren beschriebenen Symptome weisen in sehr verschiedener Hinsicht auf die Erkrankung, die heute konventionsgemäß „Schizophrenie" genannt wird. Während wir bei Kraepelin eine Mischung von produktiv-psychotischen und „negativen" oder „residualen" Symptomen finden, fokussiert Bleuler anhand seiner Konzeption von den „Grundsymptomen" stark auf die sogenannte „Negativsymptomatik" und die psychologische Verarbeitung der „Primärsymptome". Demgegenüber stellt Schneider die Bleulersche Einteilung sozusagen „auf den Kopf", indem er nun die produktiv-psychotischen Phänomene in den Mittelpunkt seiner Diagnostik rückt, welche Bleuler noch als lediglich „akzessorische Symptome" wertete. Kraepelin war auf der Suche nach „der Krankheitseinheit" mit gemeinsamer Ursache, Erscheinungsbild, Verlauf und Ausgang. Dies spielte für Bleuler nur eine sekundäre Rolle und er sprach statt von einer einzigen Erkrankung lieber von der „Gruppe der Schizophrenien", worunter er die Hebephrenie, die Katatonie und die paranoid-halluzinatorische Schizophrenie verstand. In der „Schizophrenia simplex" traten nach Bleuler lediglich die Grundsymptome in reiner Form auf.

In den modernen operationalisierten Klassifikationssystemen der Psychiatrie, der ICD-10 und des DSM-III/IV, fließen die Symptome aller drei Autoren ein. Von Kraepelin wird der Verlaufsaspekt von vier Wochen (ICD-10) bzw. sechs Monaten (DSM-III/IV) übernommen, von Bleuler einige „Grundsymptome" und von Schneider erkennt man dort „Erstrangsymptome" wieder. Die einzelnen operationalisierten Eingangsmerkmale mögen in den jeweils aktuellen Auflagen der entsprechenden Diagnosemanuale des DSM oder der ICD nachgeschlagen werden.

Heute ist man von der Idee der Krankheitseinheit im Sinne von Kraepelin und seines diesbezüglichen Vorläufers Kahlbaum abgekommen. Eine gemeinsame Ursache wurde nicht gefunden und auch die verschiedenen Erscheinungsbilder und Verläufe machen es schwer, diese Idee weiter als Grundlage unseres klinischen Verständnisses der Störung beizubehalten. Unter dieser Voraussetzung, dass die Schizophrenie vielleicht gar keine Krankheitseinheit darstellt, ist auch der Begriff der „Diagnose" im traditionellen Sinn hinterfragbar. Die psychiatrische Diagnose bekommt dabei eine konstruktivistische Bedeutung. Dieses hatte wohl auch Kurt Schneider ähnlich im Sinn, als er schrieb: „Ich kann nicht sagen, das ist eine Schizophrenie, sondern nur, das heiße ich eine Schizophrenie oder das heißt man heute üblicherweise eine Schizophrenie."

Die Diagnostik der nicht körperlich begründbaren psychischen Störungen beruht auf Konventionen. Eine psychiatrische Diagnose oder besser: Klassifikation, sagt daher zunächst nichts Wesentliches über das Vorliegen einer „Krankheitseinheit" aus. Dementsprechend kann es durchaus Sinn machen, statt von psychiatrischen Diagnosen von „Syndromen" zu sprechen, die auf einer Bündelung von verschiedenen „Symptomen" beruhen. So können beispielsweise ein „hebephrenes", „katatones" und „paranoid-halluzinatorisches" Syndrom voneinander abgegrenzt werden. Auch kann ein „prodromales" Syndrom beschrieben werden und einem „residualen" Syndrom gegenübergestellt werden.

Formen der Schizophrenie

■ Das hebephrene Syndrom

Das hebephrene Syndrom manifestiert sich hauptsächlich durch Affektstörungen, das weniger durch eine depressive oder manische Symptomatik gekennzeichnet ist, als vielmehr durch eine Affektverflachung und eine Inadäquatheit des Affektes. Weiterhin treten Denkstörungen mit assoziativer Lockerung bis hin zur Zerfahrenheit auf. Die Sprache und das Denken erscheinen mehr oder weniger unzusammenhängend und weitschweifig. Im

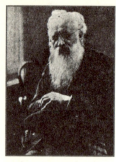

Abb. 3: Entwickelte das Konzept der Hebephrenie: E. Hecker

Ausdrucksverhalten imponieren eine Antriebsminderung, ein Verlust an Initiative und Spontaneität, was auch als „amotivationales Syndrom" bezeichnet werden kann. Wahn oder Halluzinationen können zwar vorkommen, beherrschen aber nicht das klinische Bild. Die Patienten erscheinen antriebsarm, „läppisch" und z. T. apathisch. Gereizte Bilder können vorkommen, auch Manierismen oder Enthemmung. Gelegentlich besteht auch die Neigung, sich sehr mit philosophischen Themen zu beschäftigen, ohne jedoch hierin den nötigen „Tiefgang" zu erreichen. Die Hebephrenie wurde 1871 von Hecker beschrieben und später von Kraepelin unter die „Dementia praecox" subsumiert. Im amerikanischen DSM-System wird die hebephrene Form als „desorganisierter Typus" bezeichnet.

■ Das katatone Syndrom

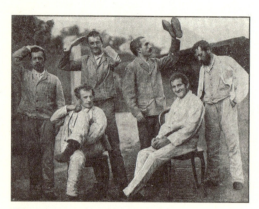

Abb. 4: Katatonie (aus Kraepelin 1899)

Das katatone Syndrom ist durch Störungen der Psychomotorik zwischen Stupor oder Erregung geprägt. Weitere Symptome sind Befehlsautomatismen oder Negativismus, Haltungsstereotypien, Rigidität und die sogenannte „Flexibilitas cerea", eine „wächserne Biegsamkeit". Die Katatonie wurde von Kahlbaum 1874 beschrieben und von Kraepelin - wie die Hebephrenie - unter das Krankheitsbild der Dementia praecox eingeordnet. Von Bleuler wurden sogar repetitive akustische Halluzinationen unter die katatonen Symptome gefasst.

■ Das paranoid-halluzinatorische Syndrom

Beim paranoid-halluzinatorischen Syndrom beherrschen Wahn und/oder Halluzinationen das klinische Bild. Häufig ist das Wahnthema von Verfolgungsideen geprägt, meist mit bizarrem Inhalt. Andere Wahnthemen können ebenfalls vorkommen, groteske Größenphantasien oder andere absurde fixierte Gedankeninhalte werden geäußert und lassen sich im Gespräch nicht korrigieren. Überhaupt bedarf es im Wahn keinerlei empirischer Überprüfung des Wahrheitsgehaltes. Der Wahninhalt ist dem Kranken unkorrigierbar und a priori evident. Er ist starr und unflexibel nicht in der Lage, die Sachlage von einem anderen Blickwinkel aus zu betrachten. Wahninhalte werden oft handlungsbestimmend und das Verhalten des Kranken ist so vom Wahn bestimmt und weicht von einer vernünftigen und lebensnotwendigen Anpassungsfähigkeit an flexible Lebensumstände ab. Durch den Wahn, der ja eine von der Umwelt nicht geteilte private „Pseudorealität" ist, wird der Kranke zunehmend von seiner Umwelt isoliert und die Entfremdung von seinen sozialen Bedingungen nimmt zu. Der Kranke wähnt sich selbst im Recht und die Umwelt im Unrecht oder er baut sie - noch schlimmer - in sein Verfolgungserleben ein. Bei den auftretenden Halluzinationen, die ebenfalls zu einer verzerrten Wahrnehmung der Welt des Kranken beitragen, handelt es sich meist um akustische Halluzinationen. Einfache Trugwahrnehmungen, wie Klopfen, Pochen, Klingeln etc. werden häufig wahnhaft umgedeutet, z. B. in dem Sinne, dass der Wahrnehmende von seiner Umwelt in den Wahnsinn getrieben werden solle. Komplexe Halluzinationen sind z. B. das Stimmenhören, indem der Kranke meist abwertende Kommentare akustisch wahrnimmt oder gelegentlich sogar Befehle erhält. Auch treten Gedankeneingebungen oder -ausbreitungen auf. Unter der „Störung der Meinhaftigkeit" werden Erlebnisse des „Gelenktwerdens" von Gedanken, Gefühlen, Motorik oder Sensorium verstanden. Gele-

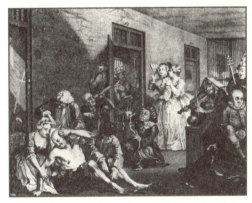

Abb. 5: Szene aus Bedlam (1736)

gentlich kommt es dabei auch vor, dass Kranke äußern, „Schmerzen" würden ihnen von anderen zugefügt, nicht selten wird dies mit technischen Apparaten oder telepathischen Fähigkeiten anderer erklärt, wobei sich halluzinatorische Erlebnisse mit wahnhaften Erklärungen verbinden. Das paranoid-halluzinatorische Syndrom gehört zu den eindrucksvollsten psychiatrischen Krankheitsmanifestationen. Eine Geschäftsfähigkeit und auch eine Schuldfähigkeit im Deliktfall ist bei diesen hochakuten Krankheitsbildern meist nicht anzunehmen. Dieses Syndrom wurde in der Psychiatrie unter sehr wechselhaften Begriffen seit alters her beschrieben und es wurde von Kraepelin als „Dementia paranoides" in sein Konzept der „Dementia praecox" integriert.

■ Die „Schizophrenia simplex"

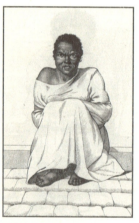

Abb. 6: Démence
(aus Esquirol 1838)

Der Begriff der „Schizophrenia simplex" geht auf die Konzeption der Erkrankung durch Bleuler zurück und bezeichnet das schizophrene „Kernsyndrom", wo nur die „Grundsymptome" in dessen Schizophrenieauffassung sichtbar sind. Es handelt sich um eine über viele Jahre sich entwickelnde schleichende „Negativsymptomatik" ohne jede produktiv-psychotische Phänomenologie. Bleuler nennt für die Erkrankung kennzeichnend, dass sie über viele Jahre hinweg verkannt wird, da die Symptome zunächst nur „latent" sind und sich so schleichend und langsam ausbilden. Bleuler nennt als Beispiele „einfaches Versagen im Beruf" und „allmähliches Herabsinken von Stufe zu Stufe", „Querulanz" oder „Alkoholismus". Es kann auch als ein reines Residualsyndrom ohne eine vorangehende produktiv-psychotische Phase bezeichnet werden. Heute ist dieser schizophrene Untertyp aufgrund seiner Unspezifität umstritten. Er findet sich in der ICD, wird aber nicht zur allgemeinen Verwendung empfohlen. Anhand der „Schizophrenia simplex" kann jedoch gut die unterschiedliche Konzeptualisierung verschiedener Autoren aufgezeigt werden. Während Bleuler diese Form als grundlegend und kennzeichnend für die Schizophrenie ansah, wurde sie bei späteren Autoren, wie z. B. Kurt Schneider, nebensächlich, da mehr und mehr die produktiv-psychotischen Phänomene in den Fokus der Aufmerksamkeit rückten.

■ **Das coenästhetische Syndrom**

In der deutschen Psychiatrie wird gelegentlich ein „coenästhetisches Syndrom" (Huber) beschrieben, das durch qualitativ eigenartige Leibgefühlsstörungen gekennzeichnet ist. Die Beschwerdeschilderungen sind dabei nicht selten bizarr und die Kranken benutzen mangels sprachlicher Beschreibungsmöglichkeiten Ausdrücke „wie ein Wurm im Gehirn", „tropfendes Wasser im Rachen", „Eiskugel im Leib" usw. Die Coenästhesien können als dimensionaler Übergang von einfachen Hypochondrismen, Coenästhesien im eigentlichen Sinne bis hin zu Leibsensationen mit dem „Kriterium des Gemachten" auftreten. In der internationalen Terminologie würden diese Phänomene unter die „Paranoid-halluzinatorische Schizophrenie" fallen.

■ **Das prodromale Syndrom**

In einer groß angelegten Studie konnten Häfner et al. Mitte der 90er Jahre die Beobachtung empirisch untermauern, dass die Schizophrenie meist nicht „über Nacht" ausbricht, sondern einem länger andauernden Prodromalstadium folgt. Demnach sind es zunächst eher „negative Symptome" wie Antriebsmangel, Affektstörungen etc. welche der Produktivsymptomatik, die schließlich zu einer Behandlung zwingt, vorauslaufen. Das Überraschende der Mannheimer Studie war die Tatsache der zeitlichen Länge des Syndroms, dass es in der Regel zu einem ca. fünfjährigen Prodrom kommt, bevor sich die Produktivsymptomatik anschließt. Nach dem Ausbruch der Produktivsymptomatik dauert es den Mannheimer Forschern nach nochmals über ein Jahr, bis es zu einer adäquaten psychiatrischen Behandlung kommt. Auch wenn die Dauer des Prodroms in der internationalen Literatur etwas kürzer veranschlagt wird, ist doch zu konstatieren, dass es in den meisten Fällen zu einem mehrjährigen Prodrom vor dem Ausbruch produktiver Symptome wie Wahn oder Halluzinationen kommt. War man bislang der Ansicht, dass diese Prodromalsymptome unspezifisch seien und somit auch auf das Vorliegen irgendeiner anderen psychischen Störung deuten könnten, wurden in den letzten Jahren Prodromalsymptome zunehmend eingegrenzt und aus der großen Anzahl mehr oder weniger unspezifischer Symptome (Huber, Gross et al.) ei-

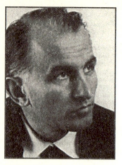

Abb. 7: Schöpfer des modernen Stadienmodells: K. Conrad

nige Basissymptome isoliert, die mit einer hohen Übergangswahrscheinlichkeit einhergehen (Klosterkötter et al.).

Auch konnte in den letzten Jahren gezeigt werden, dass die Prodromalsymptome bei weitem nicht nur „negative" Symptome umfassen, sondern vielmehr sogenannte „kognitive Basissymptome" beinhalten. Diese sind im einzelnen: Eine Störung des „In-Erscheinung-Tretens", Gedankeninterferenz, Gedankendrängen, Gedankenjagen, Störungen der rezeptiven Sprache, Subjekt-Zentrismus, Überempfindlichkeit gegen Licht oder visuelle Reize, andere optische Wahrnehmungsstörungen, sensorische Überwachheit, Verlust automatisierter Fertigkeiten und eine Störung der Diskriminierung von Vorstellung und Wahrnehmung. Aus der Prodromforschung gehen noch eine Reihe weiterer kognitiver Beeinträchtigungen im Frühstadium schizophrener Störungen hervor sowie die Notwendigkeit zu einer frühzeitigen kombinierten pharmakologisch-psychotherapeutischen Behandlung, um dem Gesamtverlauf der Erkrankung noch eine grundsätzlich andere, positive Richtung zu geben.

Im Prinzip sind die Erkenntnisse der Prodromforschung nicht alle neu, aber eben empirisch abgesichert. Selbst der Altmeister der Schizophrenie, Eugen Bleuler, berichtete im Jahre 1898 folgende Einsichten: „Die ausbrechende Geisteskrankheit kündigt sich meist einige Zeit lang durch Verstimmungen, Sonderbarkeiten der Patienten, „neurasthenische Klagen", Charakteränderungen an. Leider wird sie in diesem Stadium meist verkannt, während oft gerade jetzt die beste Gelegenheit zu energischem und nützlichem Eingreifen gegeben wäre." Interessant ist in diesem Zusammenhang, dass Bleuler an dieser Stelle von dem stadienhaften Verlauf von psychischen Erkrankungen spricht, wie dies ja auch für die Schizophrenie unter dem Gesichtspunkt des Prodroms zutrifft. Stadienmodelle sind in der Psychiatrie nichts Unbekanntes.

In der ersten Hälfte des 19. Jahrhunderts war die „Einheitspsychose" eine weitgehend akzeptierte Theorie, die beinhaltete, dass Geisteserkrankungen meist uniform und stadienhaft mit einer Depression beginnen, sich über eine Manie zu einem paranoid-halluzinatorischem Stadium steigern und schließlich in ein Residualstadium übergehen. Auch bezogen auf die Schizophrenie bietet die Psychiatrie ältere Stadienmodelle, von denen der Entwurf Conrads in seiner Monographie „Die beginnende Schizophrenie" aus dem Jahre 1958 das bekannteste ist. Demnach beginnt die Schizophrenie mit dem „Trema", das eine erhöhte Spannung, eine Art „Lampenfieber" bedeutet. Auch eine noch unbestimmte Wahnstimmung kann auftreten. Im Stadium der „Apophänie" wird dem Kranken schließlich „klar", wie alles mit allem zusammenhängt und es kommt zu Wahnbildungen und Halluzinationen. Die Phase der „Apokalypse", der Auflösung der individuellen Welt und ihrer Sinnzusammenhänge schließt sich an, bevor es schließlich zu einer Konsolidierung oder zu einem Residualzustand kommen kann. Neuere Stadienmodelle zielen auf die Dauer der unbehandelten Psychose (Duration of Untreated Psychosis, DUP) und die Dauer der unbehandelten Erkrankung einschließlich des Prodroms (Duration of Untreated Illness, DUI), um diese möglichst kurz zu halten und mit einer adäquaten Behandlung möglichst sich anschließende Krankheitsphasen und Chronifizierung zu vermeiden.

■ Das residuale Syndrom

Man bezeichnet als „residuales Syndrom" einen Zustand, der als Restsymptomatik oder als Basiszustand nach dem Auftreten einer produktiv-psychotischen Phase bestehen bleibt. Häufig sind diese (reinen) Residualsyndrome mit „Negativsymptomatik" durch eine mangelnde Belastbarkeit, Antriebsdefizit, Energielosigkeit, Affektverflachung, sozialen Rückzug, Sprach- und Denkverarmung und Apathie gekennzeichnet. Es können sich aber auch andere Symptome wie erhöhte Reizbarkeit, magisches Denken oder absonderliches Verhalten einstellen. Wenn die Negativsymptomatik mit produktiv-psychotischen Symptomen einhergeht, spricht man auch von einem „gemischten Residuum". Das residuale Syndrom kann dabei stabil über viele Jahre bestehen bleiben, es kann jedoch auch fluktuieren oder remittieren, dies sogar nach langer Zeit.

■ Undifferenzierte Schizophrenie

In dieser Unterform der Schizophrenie, die mit der Konzeptualisierung der neueren operationalisierten Diagnosemanuale entstand, fallen Patienten, die die Kriterien für eine der anderen Unterformen der Schizophrenie nicht erfüllen (DSM und ICD) oder die mehrere Kriterien aus verschiedenen Unterformen erfüllen (ICD).

■ Postschizophrene Depression

Es ist eine häufig zu beobachtende Tatsache, dass sich bei Patienten nach einer schizophrenen Episode ein depressiver Zustand einstellt, der hartnäckig mehrere Wochen oder sogar Monate persistieren kann. Es ist umstritten, ob dieser Zustand zu der schizophrenen Grunderkrankung gehört oder ob er eine Reaktion auf die vorausgegangene psychotische Phase darstellt. Beide Varianten sind denkbar. Im ersten Fall wäre die Depression eine Variante des „schizophrenen Residuums", im zweiten Fall wäre es zwanglos psychologisch ableitbar, dass eine psychotische Episode zu einer Depression führt. Es ist eben nicht nur schön, wenn eine psychotische Phase zu Ende geht, wenn man dabei die Scherben sieht, die dieser Zustand in der eigenen Biographie angerichtet hat. Darüber hinaus soll auch der Umstand erwähnt werden, dass einigen älteren Neuroleptika depressogene Nebenwirkungen nachgesagt werden. Dabei würde es sich aber streng genommen um eine medikamentös induzierte Störung handeln und nicht um eine postschizophrene Depression.

■ Typ-I und Typ-II-Schizophrenie

Die Konzeption einer „Typ-I-Schizophrenie" (Plussymptome) mit produktiv-psychotischen Symptomen, akutem Beginn, Rückbildungsfähigkeit und gutem therapeutischen Ansprechen sowie der komplementären „Typ-II-Schizophrenie" (Minussymptome) mit Negativsymptomatik, schleichendem Beginn, schlechter Rückbildungsfähigkeit und schlechter Therapierbarkeit stammt von dem britischen Psychiater Tim J. Crow (1980). Sowohl die klinische Erfahrung als auch empirische Studien zeigten jedoch, dass eine solch strenge Dichotomisierung, wie sie Crow in seinem Konzept entwarf, der klinischen Realität nicht gerecht wird. Sowohl im Querschnitt als auch im Längsschnitt der Erkrankung kann es zu weitgehenden Überschneidungen beider Formen kommen. So zeigte z. B. die neuere Prodromforschung, dass es zu Beginn der Schizophrenie häufig zu Negativsymptomen kommen kann, die im Verlauf von einer produktiv-psychotischen Symptomatik überlagert und „maskiert" werden kann. Während es also im klinischen Jargon durchaus sinnvoll ist, von „Plus"- und „Minussymptomen" zu sprechen, hat sich die strenge Dichotomisierung im Sinne Crows nicht durchsetzen können. Sie reduziert die schizophrenen Symptome und vergröbert unser bereits recht grobes Raster, mit dessen Hilfe wir die Psychosen des psychotischen Spektrums einteilen.

Mit der Schizophrenie verwandte Syndrome

Für viele Autoren gehören weitere klinische Syndrome mehr oder weniger zum „schizophrenen" Spektrum dazu. Wurden die Schizoaffekiven Störungen bereits etwas provozierend von verschiedenen Experten als „ein Ärgernis" in Bezug auf die dichotome Tradition der psychiatrischen Diagnostik der endogenen Störungen bezeichnet, trifft dies sicher auch mit Ausnahme der Bipolaren Störungen auf andere Syndrome zu.

■ Schizoaffektive Störungen

In der internationalen Literatur spielen die Schizoaffektiven Störungen keine besonders große Rolle. Sie sind psychopathologisch und bezogen auf Verlauf und Ausgang der Erkrankung „Zwischenfälle" zwischen den Schizophrenien einerseits und den Bipolaren affektiven Störungen andererseits. Insofern sind sie schwierig zu operationalisieren und für die empirische Forschung eher „ärgerlich". Auch die Tatsache, dass diese „Zwischenfälle" in wissenschaftlichen Studien bislang entweder zur Gruppe der Schizophrenien oder derjenigen der Affektiven Störungen zu rechnen waren, würde die Schaffung einer dritten Entität nachträglich zu einer verwirrenden Angelegenheit werden lassen. In der klinischen Tätigkeit beggnen dem Arzt jedoch häufig Patienten, die weder in das Konzept der Schizophrenie noch in dasjenige der Affektiven Störungen zu passen scheinen, sondern gleichsam „in der Mitte" des psychotischen Spektrums stehen. Lässt man die Diagnose der Schizoaffektiven Störung gelten, stellt man sich gegen gängige Lehrmeinungen: Das Kraepelinianische Konzept der Dichotomie der endogenen Psychosen wird mit der Schaffung eines „Dritten Weges" in Frage gestellt, genauso wie die Theorie der

„Krankheitseinheiten". Ein die beiden Pole der Schizophenie und der Affektiven Störungen verbindender „schizoaffektiver Zwischenbereich" postuliert eher ein psychotisches Kontinuum als ein Nebeneinander verschiedener distinkter Krankheitseinheiten. Die wechselnden Entscheidungen, welche Symptome nun zur Schizophrenie oder zu Affektiven Störungen zählten, veranlassten bereits in den 20er Jahren des letzten Jahrhunderts Psychiater (Hoche) zu der Bemerkung, dass letztlich bloß eine trübe Flüssigkeit mal in das eine, mal in das andere Gefäß geschüttet werde. Die Schizoaffektiven Störungen scheinen statistisch eine bessere Prognose als die Schizophrenie zu haben, aber eine schlechtere als die Bipolaren Störungen. Sie können in verschiedene Dimensionen eingeteilt werden: Besteht eine Schizodominanz (mit häufig schlechterer Prognose) oder eine Affektdominanz (mit häufig günstigerer Prognose)? Ist die Polarität unipolar, bipolar (mehr und häufigere Rezidive) oder gemischt bipolar (therapieresistenter als die anderen Formen)? Ist die Anzahl der Krankheitsphasen monophasisch, oligophasisch oder polyphasisch (in letzterem Fall immer eine Prophylaxe erwägen)? Ist die Erscheinungsform mono- oder polymorph? Handelt es sich bezogen auf das zeitliche Auftreten und die Symptomatik der Krankheitsphasen um eine konkurrente oder sequentielle Form?

■ Bipolare Störungen

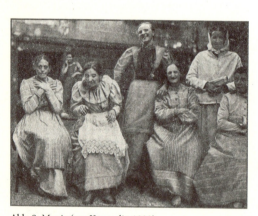

Abb. 8: Manie (aus Kraepelin 1899)

Sicherlich ist es nicht unproblematisch, die Bipolaren Störungen generell unter der Überschrift einer Verwandtschaft zur Schizophrenie aufzulisten. Dies geschieht an dieser Stelle, da es psychopathologische Überschneidungen zwischen einzelnen stimmungsinkongruenten wahnhaften Zuständen der Bipolaren Störungen und anderen Störungen des „psychotischen Spektrums", Schizoaffektiven Störungen und Schizophrenien gibt. Neben der Schizophrenie gehört die Bipolare affektive Störung traditionell zu den „endogenen Psychosen". Kraepelin schuf 1899 die „Dichotomie der endogenen Psychosen", die „Dementia praecox" mit einer schlechten und das „Manisch-depressive Irresein" mit einer guten Prognose. Dies wird als die „Kraepelinsche Regel" bezeichnet. Kraepelin selbst nahm jedoch Ausnahmen von dieser Regel an.

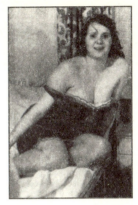

Abb. 9: Heitere Manie

Die Bipolare Störung äußert sich in einem Alternieren von depressiven und manischen Episoden in unregelmäßiger Abfolge. Die depressiven Phasen unterscheiden sich psychopathologisch nicht wesentlich von unipolaren Depressionen: Freudlosigkeit (Anhedonie), Antriebsdefizit, Schlafstörung mit morgendlicher Abgeschlagenheit, Denkhemmung und -verlangsamung, Gewichtsschwankungen, Morgentief, Gefühl der Gefühllosigkeit, vegetative Symptome, Störung der Vitalgefühle, Suizidalität und depressive Wahnideen von Versündigung, Verarmung oder Krankheitswahn können auftreten. Die Manie ist das Spiegelbild der Depression: Euphorie, gesteigerter Antrieb, geringes Schlafbedürfnis, rasches Denken bis zur Ideenflucht, Steigerung der Vitalgefühle und manische Wahnideen im Sinne eines Größenwahns mit z. T. grotesker Selbstüberschätzung können das klinische Bild prägen. In Schätzungen zur Prävalenz der Bipolaren Störung mit depressiven und mindestens einer manischen Episode (Bipolar I) werden bis zu 3 % der Allgemeinbevölkerung angenommen. Treten neben depressive Phasen abgeschwächte, „hypomanische" Phasen, spricht man von einer „Bipolar-II-Störung". Daneben gibt es noch weitere, seltenere bipolare Verlaufe.

Das Auftreten aller Bipolaren Störungen wird mit 4-6 % geschätzt. Im Gegensatz zu den Unipolaren Depressionen treten die Bipolaren Störungen eher in jüngeren Jahren vor dem 30. Lebensjahr auf. Die Geschlechtsverteilung weist keine dramatischen Unterschiede auf, anders als bei den Unipolaren Depressionen, bei denen doppelt so viele Frauen wie Männer betroffen sind. Der genetische Faktor scheint bei den Bipolaren Störungen eine stärkere Rolle zu spielen als bei den Unipolaren Depressionen. Auch ist deren Phasenhäufigkeit höher und es ist ein Charakteristikum der Bipolaren Störungen, dass die Erkrankung sich im Alter eher verschlimmert, wenn sie unbehandelt bleibt, d.h., dass sich die Phasenhäufigkeit und auch die jeweilige klinische Symptomatik der Phasen verschlechtern kann und die krankheitsfreie Zeit abnimmt, wenn nicht gezielt pharmakologisch gegengesteuert wird. Besonders schwere Verläufe kann sogenanntes „Rapid Cycling" darstellen, wobei es zum Auftreten von mindestens vier Phasen pro Jahr kommt.

Das Alternieren von Depression und Manie wurde bereits von antiken Autoren wie Aretaeus von Kappadocien im ersten Jahrhundert nach Christus beschrieben und als eine Erkrankung erkannt. Er nahm an, dass dies zu einem Hochsteigen der schwarzen Galle in Hypochondrium und Diaphragma und einer „sympathischen" Affizierung des Kopfes komme. Selbst eine Störung der Hirnfunktionen wurde angenommen. Lange Zeit wurde das Konzept einer eigenen Bipolaren Erkrankung vergessen. Die im 17. Jahrhundert durch Georg Ernst Stahl (1659-1734) geschaffene Lehre vom „Animismus" und der mit Hilfe des „Vitaltonus" bewegte Körper durch die Seele leitet zur Bipolarität zurück, indem sich bei zu schwachem Vitaltonus melancholische und bei zu starkem manische Zustände entwickeln können. Ähnliche Ansichten können W. Cullen (1710-1790) hinsichtlich seiner Theorie der „Nervenkraft" und des „Nerventonus" zugeschrieben werden. Atonie der Hirngefäße führt zu Melancholie, Spasmen zur Manie.

Der auch auf dem europäischen Kontinent sehr einflussreiche schottische Arzt und Schüler Cullens, John Brown (1735-1788) betrachtete Krankheit als Missverhältnis zwischen Erregbarkeit des Organismus und Reizstärke. Bei überschießender Erregbarkeit sprach er von „sthenischen Erkrankungen", zu denen auch die Manie gezählt werden konnte. Therapeutisches Prinzip bei der Manie war die Beschränkung. Bei ausbleibender oder schwacher Erregbarkeit des Organismus sprach Brown von „asthenischen Erkrankungen", zu denen die Melancholie gehören konnte. Hier bestand die Therapie in aktivierenden Methoden. Diese pathogenetischen Ansichten Browns und vor allem die sich hieraus entwickelnden therapeutischen Implikationen hatten nicht nur für die Bipolaren Störungen, sondern auch für die Schizophrenie höchste Relevanz, wie noch zu zeigen sein wird.

In Deutschland war in der ersten Hälfte des 19. Jahrhunderts die Stadienlehre - etwa im Sinne A. Zellers (1804-1877) - populär. Psychische Erkrankungen wurden als eine regelhafte Stadienabfolge angesehen. Die Stadien durchliefen nach dieser Theorie ein melancholisches Stadium (Schwermut), bevor sich ein manisches Stadium (Tollheit) anschloss. War die Erkrankung bis zum manischen Stadium noch reversibel, wurde sie dann als unheilbar angesehen, wenn dem manischen Stadium ein paranoides Syndrom (Verrücktheit) folgte. Demente Endstadien (Blödsinn) komplettierten die Stadienabfolge dieser einheitspsychotischen Vorstellungen. Auch viele Autoren, die nicht explizit einheitspsychotischen Vorstellungen nahestanden, unterschieden die Geistesstörungen in Formen der „Exaltation" und „Depression" (M. Jacobi).

Die eigentliche Geburtsstunde der Bipolaren Affektiven Störungen aber schlug in den Jahren 1851 und 1854 in Frankreich, als Jean Pierre Falret die „Folie circulaire" und Jules Baillarger die „Folie à double forme" beschrieben und Manie und Melancholie als Symptome einer einzigen Erkrankung konzeptionalisierten. Dies geschah einige Jahre, bevor in Deutschland der Psychiater Emil Kraepelin (1856-1926) das Licht der Welt erblickte, der das nosologische System revolutionieren sollte, indem er die psychiatrischen Erkrankungen in die „Dementia praecox" und das „Manisch-depressive Irresein" (1899) aufteilte. Die Bipolaren Störungen umfassten im System Kraepelins auch unipolare Verläufe oder chronische affektive Störungen, die heute nicht mehr unter diese Kategorie gefasst werden. Ein besonderes Bemühen Kraepelins war die Entdeckung von Krankheitseinheiten. Die Hoffnung, aus gleicher Ursache, gleicher Hirnpathologie, gleicher Symptomatologie, Verlauf und Ausgang zu gemeinsamen Krankheitsentitäten zu gelangen, hat sich in der Psychiatrie bis heute nicht verwirklichen lassen. Die Bipolaren Störungen sieht man heute dagegen wieder mehr als Prägnanztyp innerhalb des „psychotischen Kontinuums".

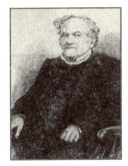

Abb. 10: Pionier der bipolaren Störung: J. P. Falret

■ Schizotype Störung

Die Schizotype Störung ist durch ein merkwürdiges und verschrobenes Verhalten und Erleben gekennzeichnet. Es ist noch nicht eindeutig geklärt, ob dies langfristige (Trait-Marker) Symptome im Sinne einer Persönlichkeitsstörung sind, oder eher ein mehr oder weniger kurzes Stadium (State-Marker) im Rahmen einer Schizophrenieentwicklung. Im letzten Fall würde die Symptomatik auch als Prodromalsyndrom angesehen werden können. Tatsächlich ähnelten die im DSM-III-R aufgelisteten Prodromalsymptome sehr den Kriterien der Schizotypen Störung. Aufgrund mangelnder Validität wurden die Prodromalsymptome im DSM-IV nicht mehr aufgeführt. Die dort angegebenen Symptome der Schizotypen Störung beinhalten Affektstörungen, exzentrisches Verhalten, sozialen Rückzug, magisches Denken, paranoide Ideen, Grübeln, Illusionen, Derealisation und Depersonalisation, gekünstelte Sprache und andere, psychosenahe Wahrnehmungsstörungen. Eine „genetische Nähe" zur Schizophrenie wird allgemein angenommen.

■ Zykloide Psychosen

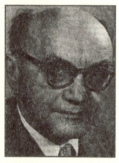

Abb. 11: Schüler von K. Kleist: K. Leonhard

Der Begriff der „cycloiden Psychosen" wurde 1928 von Karl Kleist (1879-1960), einem Schüler Wernickes (1848-1905) geprägt, der darunter zunächst eine „Motilitäts-" und eine „Verwirrtheitspsychose" verstand. Kleists Schüler Karl Leonhard (1904-1988), der das Konzept der zykloiden Psychosen weiter differenzierte und im deutschen Sprachraum in Abgrenzung zur Schizophrenie zu einer gewissen Popularität verhalf, fügte später die „Angst-Glücks-Psychose" hinzu. In der Leonhardschen Terminologie unterscheidet man neben der „Angst-Glücks-Psychose" die „erregt-gehemmte Verwirrtheitspsychose" und die „akinetisch-hyperkinetische Motilitätspsychose". Gemeinsam ist allen Formen neben einem raschen Beginn ohne wesentliche Prodromalzustände ein bipolarer Verlauf meist in derselben Krankheitsphase mit raschen Wechseln oder sogar gleichzeitig auftretend. Eine intensiv ausgeprägte affektive Beteiligung findet sich neben produktiv-psychotischem Erleben regelhaft. Die Prognose bezüglich Residualsymptome ist ausgesprochen gut, aber die Rezidivgefahr hoch. In der ICD-10 können die zykloiden Psychosen z. B. unter „Akute vorübergehende psychotische Störungen" (F23) kodiert werden.

■ Bouffée délirante

Der Begriff stammt (1886) von Magnan (1835-1916). Es werden darunter - ähnlich den zykloiden Psychosen im deutschen Sprachraum - symptomreiche Wahnpsychosen unterschiedlicher Genese mit wechselnder Ausgestaltung, akutem Beginn und in der Regel guter aktueller Prognose bei allerdings hohem Rezidivrisiko eingeordnet. Es ist ein Begriff der französischen Psychiatrie, der sich in Deutschland im allgemeinen Sprachgebrauch nicht durchsetzte. In der ICD-10 werden diese Psychosen ebenfalls unter „Akute vorübergehende psychotische Störungen" (F23) eingeordnet. In der französischen Psychiatrietradition findet sich ein ausgeprägteres Unbehagen gegen eine Ausweitung des Schizophreniebegriffes, als dies in vielen anderen Ländern der Fall ist.

■ Emotionspsychosen

Der Begriff der Emotionspsychosen wird in zwei verschiedenen Bedeutungszusammenhängen benutzt. Er stammt von Staehlin (1946) und Labhardt (1963) und wurde von Störring, Suchenwirth und Völkel (1963) als Oberbegriff für die zykloiden Psychosen Leonhards benutzt. Die zykloiden Psychosen überschnitten sich in der Praxis so oft, dass sich eine weitere Unterteilung in die drei Leonhardschen Begriffe (Angst-Glücks-Psychose, erregt-gehemmte Verwirrtheitspsychose, akinetisch-hyperkinetische Motilitätspsychose) als nicht sinnvoll erwies. Die Autoren erkannten zudem in vielen dieser atypischen Psychosen die Charakteristika der „oneiroiden Erlebnisform" von Mayer-Gross (1924) wieder, so dass sie den Begriff der „oneiroiden Emotionspsychosen" bildeten. Staehlin und Labhardt (1963) verwendeten den Begriff „Emotionspsychose" dagegen, um schizophrenieähnliche Reaktionen (psychotische Reaktionen) auf starke affektive Spannungen und Erschütterungen, die mit einem bunten psychopathologischen Bild einhergehen und in kurzer Zeit folgenlos ausheilen, zu beschreiben und von den eigentlichen Schizophrenien abzugrenzen. Ein der Psychose vorausgehendes seelisches Trauma wurde dabei als obligat angesehen. Vielfach wurden auch „neurotische Konstellationen" beobachtet. Eine sich allein am psychopathologischen Bild orientierende Abgrenzung zum „akuten exogenen Reaktionstyp (Bonhoeffer)" kann gelegentlich schwierig sein.

■ Oneiroide Erlebnisformen

1924 prägte der Heidelberger Psychiater Wilhelm Mayer-Gross den Begriff der „oneiroiden Erlebnisformen" (oneiroid = traumartig). Diese sah er nicht als „Krankheitsentitäten" neben der etablierten Kraepelinschen Dichotomie an, sondern als eine Symptomatik, die im Rahmen der manisch-depressiven Erkrankungen, bei der Schizophrenie oder eigenständig auftreten könne. Die oneiroide Erlebnisform wurde zu einem idealtypischen Beispiel der „atypi-

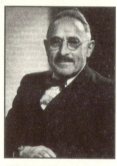

Abb. 12: W. Mayer-Gross

schen Psychosen im Grenzgebiet der endogenen Psychosen". Den psychotischen oneiroiden Erlebnisformen liegt dabei ein „einheitlicher Charakter" u. a. durch eine „durchgängige Neigung zur szenischen Gestaltung" zugrunde. Die vielfältig bei diesen Psychosen auftretenden Affekte, Bedeutungen, Anmutungen, Halluzinationen und Illusionen sind instabiler als bei den affektiven Psychosen. Die Bedeutungen bleiben unabgeschlossen, wechselnd und rätselhaft und sind nicht durch eine stabile Grundstimmung geprägt. Von den Schizophrenien unterscheiden sie sich dadurch, dass die psychotischen Merkmale den Punkt einer stabilen Wahngewissheit nicht erreichen, sondern „unabgeschlossen" und wechselnd im Rätselhaften verbleiben. Mayer-Gross sprach von einem „schwebenden Gefühlszustand ohne eine sichere, erfüllende Bedeutung". Durch die Vermischung und die szenenhafte Gestaltung aus den Bruchstücken von Psychose und Realität bei extremer affektiver Auslenkung zwischen ekstatisch-glücklich und ängstlich entsteht der „traumartige" Charakter dieser Psychosen. Das Problem der „oneiroiden Erlebnisform" berührt die bis heute ungeklärte Stellung sogenannter „atypischer Psychosen". Bis heute ist es innerhalb der Psychiatrie nicht geklärt, ob Psychosen, die weder eindeutig den Schizophrenien noch dem affektiven Formenkreis zugerechnet werden können, eine eigenständige Krankheitsentität oder -gruppe, einen Mischbereich der beiden großen Krankheitsgruppen, unterschiedliche Manifestationen innerhalb der beiden Krankheitsgruppen oder eine in sich wiederum in Krankheitseinheiten untergliederte Gruppe darstellen.

■ Psychogene Psychosen

Der Begriff und das Konzept der psychogenen Psychosen ist in Skandinavien weiter verbreitet und elaboriert als im deutschsprachigen Raum, wenn einmal von den „lebensgeschichtlich ableitbaren Wahnentwicklungen" im Sinne Ernst Kretschmers (1888-1964) abgesehen wird. Im Konzept der psychogenen Psychosen ist ein seelisches Trauma obligat. Bereits Jaspers (1883-1969) beschrieb 1913 den Unterschied zwischen den durch psychogene Einflüsse lediglich „bloß ausgelösten Psychosen", die inhaltlich in keinem Zusammenhang zum Trauma stehen und andererseits den „echten Reaktionen", die im

Ausbruch, inhaltlich und im Verlauf von den psychischen Einflüssen abhängig sind. Nicht zuletzt unter dem dominierenden Einfluss Kurt Schneiders in der deutschen Psychiatrie nach 1945, der ein stark organmedizinisch geprägtes Krankheits- und Psychoseverständnis vertrat, spielten die „psychogenen Psychosen" hierzulande kaum noch eine Rolle. Die komplexen Beziehungen zwischen Traumata und dem Ausbruch psychiatrischer Störungen erfährt jedoch aktuell - auch unter dem Aspekt konstellativer Persönlichkeitszüge - wieder vermehrtes Interesse. Die akuten psychogenen Psychosen werden in der ICD-10 unter F23 kodiert. Bei den hier verkürzt und unvollständig dargestellten Konzepten der „atypischen Psychosen" handelt es sich um größtenteils akut beginnende, einer bunten psychopathologischen Symptomatik folgende, mit einer hohen Emotionalität einhergehende, meist kurz dauernde und ohne Residuum ausheilende Störungen mit einer hohen Neigung zu Rezidiven. Auch heute werden noch - nach über 40 Jahren Zykloide Psychosen nach Leonhardt - viele dieser Störungen als Schizophrenien diagnostiziert und behandelt. In diesem Zusammenhang scheint die Kodierung der „akuten vorübergehenden psychotischen Störungen" (F23) unter der Oberkategorie „Schizophrenie und wahnhafte Störungen" als nicht sonderlich glücklich gewählt. Der Begriff „Schizophrenie" ist leider immer noch mit einem enormen Stigma behaftet.

■ Wahnhafte Störungen

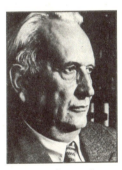

Abb. 13: Definierte den Wahn: K. Jaspers

Im Rahmen von schizophrenen Störungen ist das Auftreten von Wahnsymptomen nichts seltenes. Sie sind eingebettet in andere schizophrene Symptome, wie z. B. Halluzinationen, assoziative Lockerung, Katatonie oder Hebephrenie. Bei den Wahnhaften Störungen steht der Wahn als isoliertes und einziges Symptom im Vordergrund, während andere Symptome, die auf das Vorliegen einer Schizophrenie deuten könnten, nicht vorliegen. Häufige Wahnthemen sind Verfolgungs- und Beziehungs-, Größen-, Eifersuchts-, Liebes-, Querulanten- oder hypochondrischer Wahn. Auch ist der Wahn nicht so bizarr, wie häufig bei der Schizophrenie. Was ein Wahn ist, kann auch dem Laien anhand von Krankengeschichten durchaus evident sein, versucht man aber, den Wahn begrifflich zu fassen, gerät man schnell in definitorische Schwierigkeiten. Jaspers stellte folgende drei Kriterien auf: 1.) Subjektive Gewissheit (außergewöhnliche Überzeugung), 2.) Die Unbeeinflussbarkeit durch Erfahrung und durch zwingende Schlüsse, 3.) Die Unmöglichkeit des Inhaltes. Auch wenn über die Stichhaltigkeit des dritten Jaspersschen Wahnkriteriums gestritten werden darf, hat sich seine Definition weitgehend durchgesetzt.

Bemerkenswert ist auch die von Conrad in die Diskussion gebrachte „fehlende Überstiegsfähigkeit", also die Unfähigkeit, die Dinge von einer anderen Seite zu sehen, sich in den Standpunkt eines Anderen hineinversetzen zu können und generell in seinen Ansichten „flexibel" zu sein und sich den Gegebenheiten anpassen zu können. Dass die Schlussfolgerungen eines „Geisteskranken" in sich schlüssig sein können, veranlasste bereits Pinel (1745-1826) zu der Bezeichnung „Folie raisonnante" („Wahnsinn mit Überlegung") und „Manie sans délire". Diese, auch für Pinels Zeitgenossen sperrige Terminologie, bezeichnete jedoch eher Zustände von plötzlicher Wut und Aggression. „Délire" bezeichnete jedwede Störung des Intellektes, der Emotionen oder der Willenskraft, „Manie" eine andauernde Erregung, Wahnsinn oder floride Psychosen.

Sein Schüler Esquirol (1772-1840) entwickelte die Lehre der Monomanien, welche isolierte psychische Störungen darstellten. Er beschrieb aufgrund der terminologischen Unzulänglichkeiten seines Lehrers die „Monomanie érotique" (Erotomanie), „Monomanie raisonnante", „Monomanie d'ivresse" (Dipsomanie), „Monomanie incendiaire" (Pyromanie), „Monomanie homicide" (Mordmonomanie). Daneben finden sich in der französischen Psychiatrie noch die Begriffe „Theomanie" und „Demonomanie". In der weiteren Fassung von 1838 postuliert das Konzept der Monomanien eine partielle Störung des Intellektes, der Affekte oder des Willens. Auch einzelne Wahnideen wurden unter die Monomanien subsummiert. Es ist jedoch zu bedenken, dass unter die Monomanien nicht nur einzelne Wahnideen fielen, sondern auch andere, „isolierte" psychische Symptome oder Verhaltensauffälligkeiten. In Deutschland wurde das Konzept der Monomanien eher reserviert aufgenommen. Bemerkenswert ist jedoch, dass Snell den Begriff in einem berühmten Aufsatz über Wahnphänomene gegen die Einheitspsychose 1865 benutzt: „Über Monomanie als primäre Form der Seelenstörung." Bis dahin sah man den Wahn (Verrücktheit) eher auf einem psychotischen Kontinuum und zeitlich nach affektiven Störungen auftretend. Sie führen bis heute in verschiedenen „Nischen" der operationalisierten Klassifikationssysteme ein unauffälliges Schattendasein: Dipsomanie (F10.2), Nymphomanie (F52.7), Pyromanie

(F63.1), Kleptomanie (F63.2) und Trichotillomanie (F63.3).

In Deutschland beherrschte die „Paranoiafrage" lange die Diskussion um den Wahn. Zu den Zeiten Griesingers, als die Einheitspsychose noch das einflussreichste psychiatrische Klassifikationssystem darstellte, wurde die als „Verrücktheit" bezeichnete Wahnbildung sekundär als Folge affektiver Vorstufen angesehen. Nachdem durch die Untersuchungen Snells u. a. eine „primäre Verrücktheit" diagnostisch akzeptiert wurde, wurde die Paranoia als Störung des „Intellektes" der Melancholie und Manie gegenübergestellt.

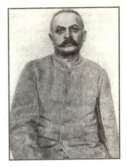

Abb. 14: Berühmter Wahnpatient: Hauptlehrer Wagner

Kraepelin beklagte 1899 eine zu starke Ausweitung des Begriffes, der zu einer Modediagnose geworden sei. Die Argumente erinnern an den heute z. T. weit gefassten Begriff der „Schizoaffektiven Psychosen". Kraepelin erkennt jedoch eine Kerngruppe der „Paranoia" ausdrücklich an, die er von der Dementia Praecox abtrennt: „[..] eine Gruppe von Fällen, in denen sich von Anfang an klar erkennbar ganz langsam ein dauerndes, unerschütterliches Wahnsystem bei vollkommener Erhaltung der Besonnenheit und der Ordnung des Gedankenganges herausbildet." Von der Dementia praecox unterscheiden sich die Wahnbildungen von weitgehend fehlenden Residualsyndromen. Als eine Sonderform wird der Querulantenwahnsinn aufgeführt.

Eine weitere wahnbildende Form, die vorwiegend im Senium auftritt, ist die „Paraphrenie", die - ähnlich wie die Paranoia - nicht zu einer Zerstörung der Gesamtpersönlichkeit führt, wie dies bei der Kraepelinschen „Dementia praecox" der Fall ist, andererseits durch einen mehr „schizophrenen Wahn" gekennzeichnet ist, der häufiger als bei dem Krankheitsbild der Paranoia zu Klinikaufnahmen führt. Kraepelin fehlten Störungen des Affektes und der Willensbildung, um die Paraphrenie der Dementia praecox zuzuordnen. Spätere Autoren sahen die Paraphrenie als eine vorwiegend wahnbildende Sonderform der Schizophrenie mit weitgehender Erhaltung der Persönlichkeit an. Beiträge zum psychodynamischen Verständnis von Wahnerkrankungen lieferte v. a. Ernst Kretschmer (1888-1964) mit dem Konzept des „Sensitiven Bezie-

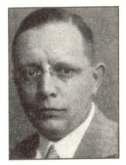

Abb. 15: Formulierte den Sensitiven Beziehungswahn: E. Kretschmer

hungswahns". Unter den Wahnbildungen finden sich auch gelegentlich „induzierte" Formen, die ebenfalls gesondert besprochen werden.

Psychodynamisch werden auch die Wahnbildungen älterer Menschen bei Nachlassen des Sensoriums oder sozialer Kontakte interpretiert. Janzarik (1973) prägte den Begriff des „Kontaktmangelparanoids", einer schizophrenen Sonderform. Alte, vereinsamte Menschen fühlen sich dabei in ihrer Wohnung zunehmend bedroht, beeinträchtigt, verfolgt. Sinnestäuschungen können auftreten. Auch der Wahn Schwerhöriger kann psychologisch gedeutet werden: Bei misstrauischer Grundhaltung werden Gespräche anderer Personen, die der Kranke aufgrund der Hypakusis nicht versteht, im Sinne einer Eigenbeziehung interpretiert. Der Wahn kann sich verfestigen und ausweiten.

Neben den bislang eher formal voneinander abgrenzbaren Wahnformen lassen sich darüber hinaus inhaltlich verschiedene Wahnerkrankungen voneinander abgrenzen, deren nosologische Stellung nicht immer zweifelsfrei geklärt ist. Ist die Wahnbildung das hervorstechendste Phänomen und kommt es nicht zu einer gravierenden Persönlichkeitsänderung wie in schizophrenen Residualsyndromen, wird man sie am ehesten als isolierte „Wahnhafte Störungen" diagnostizieren. Anbei seien einige Beispiele aufgeführt.

Besondere Formen der Wahnhaften Störung

■ Ahasver-Syndrom

Das Ahasver-Syndrom basiert auf dem mittelalterlichen Motiv des zu ewiger Wanderschaft verurteilten Juden. So wird in der älteren Literatur der seltene Wahn genannt, in dem der Betroffene sich aufgrund eigener Versündigung zur Unsterblichkeit verdammt wähnt. Es ist ein akzessorisches Einzelsymptom beim nihilistischen Wahn im Sinne des Cotard-Syndroms.

■ Capgras-Syndrom

1866 beschrieb Kahlbaum (1828-1899) eine besondere Form der Personenverkennung, die ab 1929 „Capgras-Syndrom" genannt wurde. Das Capgras-

Syndrom wird zu den wahnhaften Personenverkennungen gezählt: Eine meist vertraute Person wird als deren Doppelgänger fehlidentifiziert. Das Capgras-Syndrom ist das psychopathologisch eindrucksvollste Doppelgängersyndrom, das darüber hinaus auch Vorlage für viele populäre Romane und Filme über manipulierte Identitäten, Androiden und Außerirdische ist.

■ Clérambault-Syndrom

Der Begriff „Clérambault-Syndrom" wird in der Literatur für zwei unterschiedliche psychopathologische Phänomene benutzt, sowohl als Synonym für die Erotomanie als auch für den in der russischen Psychiatrie gebräuchlichen Ausdruck des „Automatismus mentalis".

Beim Liebeswahn glaubt der vom Wahn Betroffene, von einer anderen Person, bei der es sich nicht selten um eine hochstehende Person des öffentlichen Interesses handelt, geliebt zu werden. Die Beschreibung stammt von de Clérambault (1921). Dabei kann es sowohl zum Bedrängen des vermeintlichen Partners als auch zum Umschlag in das Gefühl der Verfolgung kommen. Aktuell ist in diesem Zusammenhang das sogenannte „Stalking", das ein Bedrängen einer Person durch den vom Liebeswahn Befallenen meint.

Die zweite Bedeutung des de Clérambault-Syndroms betrifft den sogenannten „Automatismus mentalis": Eigene Leistungen auf der gedanklich-sprachlichen (L´automatisme idéo-verbal), der Wahrnehmungsebene (L´automatisme sensoriel et sensitif) oder der motorischen Ebene (L´automatisme psycho-moteur) werden als fremd und „von außen gemacht" erlebt und so zu einem „dreifachen Automatismus" (triple automatisme) konzeptualisiert. Der Kranke empfindet Gedankeneingebungen, (akustische) Halluzinationen und Bewegungsautomatismen. Im Extremfall kann es zu einer „Entmächtigung" und zu einer Empfindung kommen, wie eine von außen gelenkte Marionette zu funktionieren. Die von de Clérambault beschriebenen Phänomene finden sich in der deutschen Psychiatrie in den „Meinhaftigkeitsstörungen" und den Erstrangsymptomen nach Kurt Schneider.

■ Cotard-Syndrom

Unter dem Cotard-Syndrom wird der „wahnhafte Nihilismus" verstanden: Der Kranke ist überzeugt, dass z. B. seine innere Organe nicht mehr funktionieren, er innerlich verfault, das Blut nicht mehr in seinen Adern fließt etc.

Der Nihilismus kann dabei so weit gehen, dass die eigene Existenz oder die der gesamten Welt negiert wird. In der Erstbeschreibung von 1880 stellte Cotard den Fall einer 43jährigen Patientin dar: „Sie glaubte, dass sie weder Gehirn, Nerven, Brust, noch Eingeweide habe und kaum noch aus Haut und Knochen sei; sie glaubte außerdem, dass weder Gott noch Teufel bestünden und dass sie unsterblich sei und ewig leben müsse." [vgl. Ahasver-Syndrom] 1897 nannte Jules Séglas (1856-1939) das Syndrom des wahnhaften Nihilismus „Cotard-Syndrom" nach dem Erstbeschreiber. Cotard selbst beschrieb 1888 das sogenannte „délire d´énormité", einen nihilistisch-depressiven Größenwahn.

■ Ekbom-Syndrom

Der schwedische Nervenarzt Karl Axel Ekbom (1907-1977) beschrieb das Syndrom 1938 als „präsenilen Dermatozoenwahn". Es wird auch „Chronisch taktile Halluzinose" genannt. Es kommt zu Missempfindungen von Hautpartien, in deren Verlauf der Patient die Überzeugung gewinnt, dass unter, auf oder in der Haut kleine parasiten- oder insektenähnliche Tierchen für die Missempfindungen verantwortlich seien. Oft werden kleine Hautschuppen oder Verunreinigungen als „Beweis" für deren Existenz oder Ausscheidungen gesammelt. Der Kranke ist von der Existenz der Tierchen wahnhaft überzeugt und keiner Alternativerklärung zugänglich. Das Ekbom-Syndrom kann wie die Musikhalluzinose und das Charles-Bonnet-Syndrom einerseits zu den Organischen Halluzinosen (ICD-10: F06.0) gezählt werden, andererseits besteht psychopathologisch neben der körperlichen Missempfindung (der taktilen Halluzinose) auch ein Wahn - der Dermatozoenwahn. Streng genommen ist das Ekbom-Syndrom daher beides: Halluzinose und Wahn.

■ Fregoli-Syndrom

Das Fregoli-Syndrom ist nach einem bekannten Zauberer des 19. Jahrhunderts benannt: Leopoldo Fregoli, der 1867 in Rom geboren wurde und sich auf Verwandlungstricks spezialisierte. Die Erstbeschreibung des „Fregoli-Syndroms" in der Psychiatrie erfolgte durch die französischen Autoren Courbon und Fail 1927. Das Fregoli-Syndrom wird wie das Capgras-Syndrom zu den wahnhaften Personenverkennungen gezählt. Beim Fregoli-Syndrom ist der Kranke wahnhaft überzeugt, ein ihm bekannter Verfolger besitze die Fähigkeit, seine physische Gestalt blitzschnell und multimorph zu wechseln, so dass er seinen Verfolger in einer Vielzahl von Personen wiederzuerkennen glaubt.

■ Othello-Syndrom

Unter dem Othello-Syndrom versteht man die pathologische, wahnhafte Eifersucht. Othello, der „Mohr von Venedig", ist Figur in Shakespeares um 1604 entstandenem gleichnamigem Trauerspiel. Er ermordet aus Eifersucht seine unschuldige Gattin Desdemona, von der er glaubt, sie betrüge ihn. Wann beginnt eine Eifersucht pathologisch zu werden? Beim Eifersuchtswahn herrscht der unkorrigierbare Glaube vor, vom Partner (sexuell) betrogen zu werden. Es werden „Beweise" gesucht und in objektiv harmlosen Gegebenheiten „gefunden". Die Bedeutung des Alkoholismus scheint für das Auftreten des Syndroms Literaturangaben zufolge überschätzt zu werden. Der sprichwörtliche „Eifersuchtswahn der Trinker" ist daher aus den modernen Diagnosemanualen verschwunden.

■ Induzierte wahnhafte Störung (Folie à deux)

Unter einer induzierten wahnhaften Störung (ICD-10) oder gemeinsamen psychotischen Störung (DSM-IV) wird eine dem französischen Konzept der folie à deux entlehnte, übertragene Psychose (Größen- oder Verfolgungswahn) von einem meist aktiveren Partner auf einen (suggestiblen) Übernehmenden verstanden. Dasselbe Wahnsystem wird geteilt, die Beziehung der Partner ist eng und es besteht ein Induktionszusammenhang. Wenn ein relativ abgeschlossenes, hermetisches Milieu vorherrscht, welches einen korrigierenden Meinungsaustausch mit der Umgebung nicht zulässt, kann es zur gemeinsamen Wahnverarbeitung kommen.

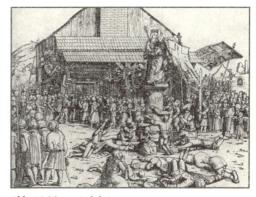

Abb. 16: Masseninduktion

Die Wahninduktion muss sich nicht auf eine symbiotische Gemeinschaft zweier Personen beschränken, sondern kann eine ganze Gruppe ergreifen, wie es z. B. bei Sektenbildungen beobachtet werden kann. Werden noch weitere Gruppen oder sogar die Bevölkerung eines abgrenzbaren Gebietes in ihrer Mehrzahl von bestimmten Ideen erfasst, liegt das Phänomen einer „psychischen Epidemie" vor. „Induktion" ist dabei ein Phänomen, das nicht nur psychisch Kranke einschließt. Im Rahmen des heute wiedererstarkten religiösen Fanatismus mit all seinen Auswüchsen kann die Induzierte wahnhafte Störung auch als ein „Wahn der Gesunden" bezeichnet werden.

■ Der Sensitive Beziehungswahn

Einen wichtigen Beitrag zum psychodynamischen Verständnis von Wahnerkrankungen lieferte Ernst Kretschmer (1888-1964). Kretschmer entwickelte 1918 das Konzept des „Sensitiven Beziehungswahns". In diesem Konzept spielt neben einer entsprechenden „sensitiven" Persönlichkeitsdisposition, einem zurückgezogenen und „engen" psychosozialen Milieu auch die Auslösung des Wahns durch ein - oft „sexuell-beschämendes" - Schlüsselerlebnis eine entscheidende Rolle. Das eigentliche pathogene Erlebnis der sensitiven Persönlichkeit ist dabei die beschämende Erkenntnis einer „ethischen Niederlage".

Tab. 4: Der Sensitive Beziehungswahn

Charakteristika des „Sensitiven Beziehungswahnes" nach Kretschmer
• 1. sensitive Charakterstruktur
• 2. kränkendes Schlüsselerlebnis
• 3. geschlossenes („hermetisches") soziales Milieu

Kleine Geschichte der Psychiatrie

Nicht nur die Geschichte der Psychiatrie, sondern auch die Geschichte der Medizin insgesamt liegt in der „prähistorischen Zeit" im Dunkeln. Es gibt keine systematischen Quellen, die hinreichend belegbare Rückschlüsse auf eine existierende „Medizin" zulassen. Es ist jedoch wahrscheinlich, dass Krankheiten eng mit magisch-religiösen Vorstellungen zusammenhingen, da insgesamt das Weltgefüge und das Leben darin magisch-animistisch erfahren wurde. Kultische Grabbeilagen finden sich, seit Menschen bestattet werden. Psychoanalytische Autoren bezeichnen Urzeit und Schamanismus als „animistisches Zeitalter", vergleichbar mit der frühen Kindheit, als die Welt noch mit Mythen und Märchen beseelt erschien. Krankheiten entstehen im Verständnis der animistischen Kultur durch äußere Einflüsse und durch Zauberei. Therapie ist daher „Gegenzauber" durch magische Rituale. Das „animistische Zeitalter" sollte uns rationalen und vom Licht der Aufklärung durchdrungenen Menschen fremd sein. Aber ist das wirklich so? Viele „alternative" Heilmethoden sind nichts anderes als magisch-suggestive Therapieformen. Magisch-suggestive Elemente spielen auch heute noch eine bedeutende Rolle. Auch bei der heilenden Wirkung der Schulmedizin spielen suggestive Kräfte eine nicht zu unterschätzende Rolle.

Einzelne „Bruchstücke", einer prähistorischen Medizin lassen sich aus Skelettfunden oder Moorleichen rekonstruieren. Rituelle Schädelkulte scheint es bereits bei den Neandertalern gegeben zu haben. Trepanationen beim Lebenden, also das Öffnen der Schädeldecke, sind schon für die Zeit um 10.000 v. Chr. nachgewiesen. Es ist allerdings völlig unklar, ob dies aus medizinischen, kultischen oder anderen, eventuell aggressiven Motiven heraus erfolgte.

Auch in der Frühzeit muss es zum Auftreten von Geisteserkrankungen gekommen sein, es ist jedoch unklar, wie mit den Menschen umgegangen wurde und welchen Stellenwert diese in den frühen Gesellschaften inne hatten. Es gibt keine Hinweise auf eine einheitliche Umgangsform, wahrscheinlich werden große regionale Unterschiede bestanden haben. Ob die Kranken ausgestoßen oder integriert wurden, ob sie als „besessen" oder heilig angesehen wurden, wissen wir nicht.

Der „Tempelschlaf" war eine frühe Therapieform, die wohl auch bei psychischen Störungen angewandt wurde. Sie geht auf den altägyptischen Arzt-

Gott Imhotep um 2600 v. Chr. zurück. Viele Jahrhunderte später spielten ähnliche Riten in den „Asklepieien" des antiken Griechenlands eine Rolle.

Antike Medizin

Es ist nicht sicher überliefert, wann der Mensch begann, zwischen „Körper" und „Seele" zu unterscheiden. Es ist wahrscheinlich, dass die bewusste Wahrnehmung des Todes anderer Menschen und das eigene Unvermögen, sich einen eigenen, endgültigen Tod vorzustellen, zu einer letztlich körperlich unabhängigen und den Tod überdauernden Seelenvorstellung führte.

Die Vorstellung von Leib und Seele als „ontische Dualität" findet sich in der Antike bei Platon, wobei der Körper als „Kerker der Seele" angesehen wurde:

„Sokrates: Als die Philosophie die Seele zur Erziehung übernahm, lag diese völlig in den Banden des Körpers und klebte ihm an; auch war sie gezwungen, die Dinge durch ihn wie durch ein Gitter zu betrachten, [...] und die Philosophie erkannte das Schreckliche dieser Einkerkerung. [...] Kebes: Vollkommen wahr ist, was du sagst, mein Sokrates." (Platon)

Eine ähnliche Vorstellung von der Psyche fand sich bereits im altägyptischen Glauben an das „KA": Das KA war eine Ausströmung des Lebenden, die durch den Tod des Trägers befreit wurde und den Toten schützte. Es musste durch Grabspeisen oder Gebete ernährt werden, verließ den Körper, vereinigte sich mit den Göttern und wohnte in den Statuen der Verstorbenen. So war es für die Lebenden möglich, unmittelbaren Kontakt zu den Seelen der Verstorbenen zu halten.

Die griechische Medizin leitet sich aus der griechischen Naturphilosophie ab

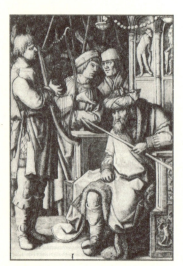

Abb. 17: David beruhigt den psychotischen König Saul (biblisches Motiv)

Tab. 5: Humoralpathologie

- Blut
- gelbe Galle
- schwarze Galle
- Schleim

(Thales von Milet, Anaximander, Anaximenes), die den Menschen eingebettet und als Bestandteil des Kosmos ansah. Nach dem Medizinhistoriker Erwin Ackerknecht beginnt die Geschichte der Psychiatrie und der wissenschaftlichen Medizin überhaupt erst mit der antiken griechischen Heilkunst. In der griechischen Medizin rückte der Geisteskranke in den Schriften vieler Autoren neben die von übrigen Erkrankungen Befallenen. Während im Volksglauben noch „magische" Vorstellungen herrschten, waren die antiken Ärzte aus heutigem Verständnis rational und „aufgeklärt". In den medizinisch-philosophischen Theorien überwog die Überzeugung an eine organische Ursache der Erkrankungen.

Der aus heutiger Sicht bekannteste Arzt der Antike war Hippokrates (ca. 460-377 v. Chr.). Er vertrat ein organisches Krankheitsverständnis, welches „Humoralpathologie" genannt wird. Er entwickelte alte ägyptische und babylonische Theorien weiter, dass Krankheiten von einem Ungleichgewicht der Körpersäfte herrührten, die im Gehirn, aber auch in den anderen Organen Veränderungen hervorrufen könnten. Es ist unklar, welche einzelne Schriften der historischen Person des Hippokrates zuzuordnen sind und welche aus anderer Feder stammen.

Ein psychisch ausgewogener, gesunder Zustand wurde von den antiken Ärzten „Eukrasie", ein unausgewogener, kranker Zustand „Dyskrasie" genannt. Die vier Säfte (Blut, gelbe Galle, schwarze Galle, Schleim) wurden in der u. a. von Galen (ca. 130-201 n. Chr.) weiter elaborierten Theorie dabei den vier Elementen (Feuer, Luft, Erde, Wasser), den Jahreszeiten sowie den vier Himmelsrichtungen zugeordnet und sie konnten jeweils zwei der vier Qualitäten (heiß, kalt, trocken, feucht) besitzen. Sie entsprachen zudem jeweils einem bestimmten Temperament (sanguinisch, melancholisch, cholerisch, phlegmatisch).

Aus einer Hippokrates zugeschriebenen Abhandlung über die „heilige Krankheit" - und nicht erst über zweitausend Jahre später von Griesinger (1817-1868) - stammt die Ansicht, dass das Gehirn der Sitz der Geisteskrankheiten sei: „Denn mittels des Gehirns denken wir, verstehen wir, sehen wir und hören wir und erkennen wir sowohl das Gute wie das Schlechte, und mit ihm rasen wir und denken wir irre." Trotz der „hirnpathologischen" Orientie-

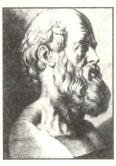
Abb. 18: Hippokrates von Kos

rung des Hippokrates kam es zu einer Jahrhunderte dauernden Kontroverse, ob der Sitz der Seele im Gehirn, im Herz oder in anderen Organen des Körpers zu finden sei. Bei einigen Philosophen, wie z. B. Empedokles (ca. 483-425 v. Chr.), auf den die Lehre der vier Elemente „Erde, Feuer, Luft, Wasser", zurückgeht und bei Schülern des Pythagoras (ca. 570-497 v. Chr.) finden sich Überlegungen, dass das Gehirn Sitz des Verstandes und das Herz Sitz der Emotionen sei. Trotz zum Teil sehr elaborierter Vorstellungen kann bei Hippokrates noch nicht von einem einheitlichen System der psychiatrischen Krankheiten gesprochen werden. Es finden sich in der griechischen Antike jedoch bereits Begriffe für Erkrankungen mit Erregung (mania), Traurigkeit (melancholia) und Wahnbildungen (insania). Auch finden sich Beschreibungen der „Hysterie" und ihren vermeintlichen Beziehungen zur Gebärmutter. Medizinische Abhandlungen über die damals bekannten Krankheiten, zu denen auch Geistesstörungen wie Delirien, Epilepsien, Wahn und Alkoholwirkungen gehörten, wurden zwischen 450-350 v. Chr. im „Corpus hippocraticum" zusammengefasst und in der Bibliothek von Alexandria verwahrt.

Auch der große Denker der Antike, Aristoteles (ca. 384-322 v. Chr.), betrachtete Wahn und Halluzinationen durch die schwarze Galle verursacht. Er betonte die therapeutische Bedeutung der Musik durch die beim Patienten geweckten Emotionen. Über die Seele schreibt Aristoteles in „De Anima": „Der Leib ist nur Möglichkeit, erst die Seele gibt ihm Wirklichkeit im Sinne des Wirkens und Tätigseins, nicht im Sinne des bloßen Da-Seins; und darum ist sie Substanz und macht das Wesen des jeweils so beschaffenen Körpers aus." Die Seele ist „forma corporis" und als solche nicht unabhängig vom Körper.

Die Auffassung der Römer beruhte im Wesentlichen auf den griechischen Grundlagen. Psychische Erkrankungen wurden bildlich allegorisch in Form von Bacchanten oder Furien dargestellt. Verschiedene spekulative Krankheitstheorien standen sich gegenüber. So nahm z. B. Cicero (106-43 v.Chr.) an, dass eine „Überhitzung der Leidenschaften" Geisteskrankheiten erzeugen könne. Eine ähnliche Sicht der pathogenen Leidenschaften galt in der „Romantischen Psychiatrie" im späteren 19. Jahrhundert als anerkannte Lehrbuchmeinung. Cicero sah Zusammenhänge zwischen seelischen und körperlichen Erkrankungen, was auch heute noch als „moderne" Sicht gelten kann.

Celsus (ca. 25 v. Chr.-50 n. Chr.) beschrieb Symptome der Melancholie, Manie, des Wahns und Sinnestäuschungen. Er empfahl bei schweren Symptomen Zwangs- und Disziplinierungsmittel. „Auspeitschen, Fesselungen, Folter, Untertauchen und die Erzeugung von Furcht und Schrecken überhaupt" gehörten zu seinen Empfehlungen: „Auch ist es [..] nützlich, die Kranken plötzlich in Schrecken und Furcht zu versetzen; hierbei hat auch meistens alles, was die Seele heftig erschüttert, eine gute Wirkung." Der Leibarzt des Marc Aurel, Soranus von Ephesus (ca. 98-138 n. Chr.), wandte sich gegen Zwangsmaßnahmen bei psychisch Kranken. Er war im Gegensatz zur herrschenden Humoralpathologie „Methodist" und „Solidarpathologe". Er beschrieb Phrenitis, Melancholie und Manie. Allerdings war auch seiner Ansicht nach „vorsichtiges Fesseln" bei exaltierten Formen der Geistesstörung oft nicht zu vermeiden.

Ein bedeutender Mediziner war der Gladiatorenarzt und Anatom Galenos von Pergamon (ca. 130-201 n. Chr.), der die Humoralpathologie weiter ausbaute. Die Melancholie war auf ein Übermaß an schwarzer Galle zurückzuführen.

Ein wichtiger Arzt der Antike war auch Aretaeus von Kappadocien (ca. 1. Jahrh. n. Chr.). Er beschrieb detailliert Symptome der Hysterie, die er mit einem Wandern des Uterus im Körper in Zusammenhang brachte, was der damaligen Lehrmeinung entsprach. Auch gilt er heute als der erste Autor, der das Alternieren von Manie und Melancholie als Ausdruck einer einheitlichen Störung betrachtete: „Es scheint mir aber die Melancholie Anfang und Teil der Manie zu sein. Denn bei den Rasenden (manies) verändert sich die geistige Verfassung zur Zornmütigkeit, bei anderen zur Heiterkeit, bei der Melancholie aber zur Traurigkeit und Athymie allein." Die Symptome entstanden demnach durch ein Hochsteigen der schwarzen Galle in Hypochondrium und Diaphragma mit einer begleitenden Affizierung des Kopfes.

Die Lehre der Geisteskrankheiten in der Antike ist im Wesentlichen aus der Humoralpathologie des Hippokrates und Galen entstanden. Die „Phrenitis" entspricht heute am ehesten Zuständen von „organischen Delirien", mag aber auch „schizophrene" Symptome eingeschlossen haben. Neben „humoralpathologischen" fanden sich auch „solidarpathologische" Ansichten, dass es eher die festen Stoffe des Körpers seien, welche Störungen verursachten. Man erklärte die Erkrankungen dabei mit einem Ungleichgewicht zwischen Zusammenziehung oder Erschlaffung der Gewebe. Manisch-erregte Zustände wurden als „Zusammenziehung" (status strictus), depressiv-apathische

Krankheitsbilder als „Erschlaffung" (status laxus) bezeichnet. In Rom entstand unter Athenaios von Attaleia (um 50 v. Chr.) eine weitere Strömung in der Medizin, welche die besondere Rolle des „Pneuma" betonte, einer alles durchdringenden „Lebenskraft", der Substanz nach zwischen Feuer und Luft stehend und im Herzen lokalisiert. Das Pneuma bestimmte über Gesundheit und Krankheit. Die Anhänger dieser Theorie wurden „Pneumatiker" genannt. Die antiken Ärzte mussten sich bereits früh durch „Standesregeln", wie dem berühmten „Hippokratischen Eid" von Scharlatanen und Kurpfuschern abgrenzen.

In der Medizin der Antike wurde der Kranke nicht mehr als „besessen" angesehen, dem göttliche Strafen für vermeintlich begangene Sünden als Buße auferlegt wurden, sondern er wurde von moralischer Schuld unabhängig zum leidenden Menschen. Dies sollte in späteren Epochen nicht so bleiben. Besonders deutlich wird dies in der Einleitung zur Hippokratischen Schrift über den „Morbus sacer", die Epilepsie: „Mit der sogenannten heiligen Krankheit verhält es sich folgendermaßen: Diese erscheint mir in nichts göttlicher und heiliger zu sein als andere Krankheiten, vielmehr scheint sie mir gleich den übrigen Krankheiten eine natürliche Ursache zu haben, aus welcher sie entsteht."

Frühe Therapieversuche

Bereits in der antiken Medizin fanden sich vielfältige Methoden, den Krankheiten zu Leibe zu rücken, auch wenn die medizinischen Bemühungen uns heute unsystematisch und archaisch erscheinen mögen: Isolation, Beschränkungen bis hin zu Zwangsmaßnahmen, warme Ölumschläge, Aderlass. Daneben wurden Schröpfköpfe auf rasierten Schädeln, Schaukeln, Diät, Massagen, Spaziergänge, Lesen und Schachspielen empfohlen. Es finden sich - wie auch später in der arabischen Medizin - Berichte über heilsame Wirkungen der Musik und auch von Gesprächen. Es wurden Vorschläge zur Tages- und Krankenzimmergestaltung, zur Ernährung und Gestaltung sozialer Kontakte unterbreitet. Kaltes frisches Wasser wurde von Hippokrates und später Celsus zur Anwendung empfohlen.

Opium und der Saft des Schlafmohns wurde wahrscheinlich schon in der Frühzeit um ca. 3000 v. Chr. als Rauschmittel und Medikament benutzt. Auch die Ärzte der Antike kannten die Wirkungen des Opiums als Analgetikum und Schlafmittel, aber auch dessen toxische Wirkungen, da es als Gift gefürchtet war. Auch finden sich Empfehlungen zur Anwendung der Alraune (später auch „Galgenmännchen" genannt), die Wurzel des Nachtschattengewächses Mandragora. Die Ärzte der Antike konnten bereits auf ein weites pharmakologisches Arsenal von Phytopharmaka zurückgreifen. Durch die Eroberungskriege von Alexander dem Großen (356-323 v. Chr.) wurden viele Stoffe und Substanzen aus dem Osten importiert, die sich zu Heilzwecken eigneten. Stets galt in der Antike der Grundsatz des „nihil nocere", möglichst schonende Therapieverfahren auszuwählen. Bei wenig Aussicht auf Erfolg sollte eine Therapie unterbleiben. Es ist andererseits aber auch über Amputationen, chirurgische Entfernungen von Blasensteinen sowie Aneurysma- und Bruchoperationen berichtet worden.

In der Augenheilkunde wurde der „Starstich" ausgeführt, in der Zahnheilkunde soll bereits möglichst zahnerhaltend behandelt, d.h. plombiert worden sein, wie Fundstücke zeigen. Es gab kosmetischen Zahnersatz aus menschlichen oder Tierzähnen, die durch ein metallenes Band zusammengehalten wurden. Auch war die Diätetik eine therapeutische Strategie, die neben der gesunden Ernährung eine allumfassende gesunde Lebensführung beinhaltete. „Worttherapien", Traumdeutungen und „Inkubationsriten" sind überliefert: An „heiligen Orten", z. B. dem Heiligtum zu Delphi oder den „Asklepieien", musste der Kranke nach einer „spirituellen Reinigung" und einer speziellen Diät schlafen. In der von Rauchdüften und Musik erfüllten Luft einer Höhlenanlage erschien der Gott Asklepios in verschiedenen Gestalten (vermutlich „Priester-Ärzte") und berührte erkrankte Körperteile. Antike Texte schildern Heilungen von „hysterischen" Lähmungen.

Zwischen Krankheit und Sünde: Psychiatrie im Mittelalter

Erwin Ackerknecht schreibt 1957, dass „die Uhr der Zeit" im Mittelalter um 1000 Jahre zurückgestellt worden sei und es zu einem „fürchterlichen Rückfall auf frühere Kulturstufen" gekommen sei. Über mittelalterliche Psychiatrie gebe es nur zu berichten, dass sie „in die Hände exorzierender Pries-

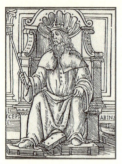
Abb. 19: Avicenna

ter und priesterliche Hexenverfolger" geraten sei. Im Mittelalter kam es zu einem Wiedererstarken des Glaubens an übernatürliche Phänomene. Wunder, Magie und Zauberei eroberten die Vorstellungswelt der Menschen zurück. Daneben gab es aber auch immer wieder Rückgriffe auf die antiken Autoren und aus heutiger Sicht „fortschrittlich" denkende Menschen, die Krankheit auf natürliche Ursachen zurückführten.

In der Tradition von Galenos von Pergamon (ca. 130-201 n. Chr.), der herausragenden Arztpersönlichkeit der ausgehenden Antike, standen an der Schwelle zum frühen Mittelalter die Ärzte in der humoralpathologischen Tradition. In den folgenden Jahrzehnten gewann das aufkommende Christentum immer mehr an Einfluss. Die Religion durchzog immer mehr als „Leitidee" das Leben des mittelalterlichen Menschen, die Wissenschaften und auch die Medizin. Die Schriften der Philosophen Platon und Aristoteles wurden nach der Einführung des Christentums als Staatsreligion des römischen Reiches durch Konstantin I. (280-337) und Theodosius I (346-395) verboten. Das römische Reich zerfiel. Die Medizin orientierte sich an den antiken Autoren, vermehrt durch eigene Beobachtungen. Nach dem Tod Mohammeds (576-632) breitete sich der Islam in den folgenden Jahrhunderten über den nahen und mittleren Osten nach Afrika, Asien, Spanien und bis in Teile Frankreichs aus. Medizinische Zentren entstanden in Damaskus, Kairo, Antiochia, Basra und Bagdad. Die antiken Klassiker wurden ins Arabische übersetzt. Berühmte arabische Ärzte, die sich auf die antike hellenistische Medizin bezogen, waren u. a. Rhazes (ca. 865-925) und Avicenna, der eigentlich „Abu Ali Al-Husain Ibn Sina" (980-1037) hieß. Er schuf mit dem „Canon medicinae" ein grundlegendes medizinisches Werk des Mittelalters. Avicenna beschrieb psychopathologische Syndrome und ordnete sie in den Rahmen der weiter herrschenden Humoralpathologie ein. In Spanien zeichnete sich die klassische Rezeption durch arabische Ärzte (z. B. Averroes) im 11. und 12. Jahrhundert durch eine noch größere Eigenständigkeit aus.

Krankenpflege, Mitleid und Toleranz gegenüber Andersgläubigen waren kennzeichnend für den frühen Islam. Die Heilkunde wurde hoch geachtet und auch die Geiseserkrankungen spielten in arabischen Konzepten eine große Rolle. Um 981 soll in Bagdad am Krankenhaus eine Abteilung für Geisteskranke eingerichtet worden zu sein. Andere Hospitäler in anderen arabischen Städten folgten dem Beispiel. Besonders im islamischen Spanien entstanden so Einrichtungen, in denen auch Geisteskranke untergebracht wurden. Dies geschah u. a. in Granada (1375), Valencia (1409), Saragossa (1425), Sevilla und Villadolid (1436) sowie Toledo (1483). Vorläufer einer pharmakologischen Behandlung wurden angewandt und bestanden u. a. aus Schlafmohnextrakt, Kaffee, Wein, Cannabis, Alraune, Opium, Nieswurz und Khat. Auch frühe „psychotherapeutische" Methoden mit Gesprächen, Zerstreuung, Musik fanden Anwendung in der arabischen Medizin des Mittelalters. Besondere Bedeutung fand auch die Traumdeutung. Mohammed selbst hatte Botschaften aus Träumen und Visionen erhalten. Darüber hinaus kam es aber auch zu exorzistischen Methoden.

Nach der „Reconquista", der Rückeroberung Spaniens durch christliche Truppen seit dem 11. Jahrhundert sowie durch den „Mongolensturm" auf Bagdad 1258 kam es zu einem Niedergang der kulturellen und medizinischen Errungenschaften.

Der Weg der klassischen medizinischen Überlieferungen führte von der griechisch-römischen Welt über Byzanz/Konstantinopel in die expandierende arabische Welt. Von dort aus gelangten die Überlieferungen zurück in die weströmischen Provinzen. Wohl kam es auch zu einem „direkten" Weg vom oströmischen in den weströmischen Teil der Welt, der aber zunehmend politisch zersplitterte und insgesamt kein wissenschaftstheoretisch günstiges Klima bot. Im Westen erhielten sich daher zunächst nur Bruchstücke der antiken Tradition, die zudem sehr mit natur- und volkskundlichen Theorien vermischt wurden.

Die Krankenbetreuung und die Medizin wurde nach Festigung der christlich-religiösen Strukturen im Westen mehr und mehr von Mönchen übernommen, die oft die einzigen gelehrten Menschen in den Gemeinden waren. In den Klöstern, die sehr früh in die Krankenversorgung einbezogen wurden, wurden die alten Handschriften gesammelt und mühevoll von Hand kopiert. Die Regeln des Benediktinerordens (Benedict von Nursia ca. 488-547) wurden für alle Klöster maßgebend. Christus als „der erste Arzt" wurde das ärztliche Vorbild. Aus der religiösen Leitidee wurden Krankheiten nun als das Ergebnis göttlichen Wirkens angenommen. Sie wurden als göttliche Strafe, Prüfung oder als dämonische Besessenheit interpretiert. Durch das Konzil von Clermont 1130 wurde den Mönchen die medizinische Betätigung erschwert und schließlich untersagt. Dies war das Ende der „monastischen Medizin".

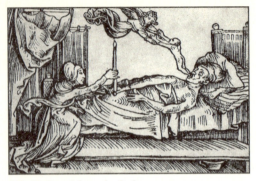

Abb. 20: Entweichung der Seele

Nach dem Konzil 1215 kam es zur Trennung der Medizin von der Chirurgie, die unter den Einfluss von Badern, Bruch- und Steinschneidern sowie Starstechern geriet. Der zunehmende Rückzug der Mönche aus der medizinischen Heilkunde führte zu einer Re-Säkularisierung der Medizin, was zur Gründung medizinischer Schulen (z. B. Salerno ab ca. 900) führte, wo die arabischen medizinischen Übersetzungen antiker Autoren aus byzantinischen Quellen ins Lateinische rückübersetzt wurden.

Im 12. Jahrhundert wurden die Medizinschulen von Toledo und Montpellier gegründet, zwischen dem 12. und 15. Jahrhundert die ersten Universitäten in Paris, Bologna, Oxford, Montpellier, später in Padua, Neapel, Salamanca, Toulouse, Valencia und Siena. Die Säkularisierung der Medizin führte nicht zu einer verstärkten Forschertätigkeit, sondern sie beschränkte sich zumeist in der Lektüre der alten antiken Meister. Diese „scholastische Methode", durchwoben mit dogmatisch-religiösen Elementen, wirkte sich hemmend auf echten Erkenntnisfortschritt aus. So war die mittelalterliche Medizin gefangen in erstarrtem Autoritätsglauben.

Humoralpathologie und Diätetik spielten im Medizinverständnis eine große Rolle. Daneben gab es die sogenannte „Signaturenlehre", die sich auf Analogieschlüsse von bestimmten Formen oder Farben von Heilmitteln gründete. Auch fanden religiöse und astrologische Verbindungen zunehmend in die Medizin Eingang: Besondere Heilmethoden (z. B. Aderlass) wurden nur bei bestimmten astrologischen Konstellationen als wirksam erachtet (Iatroastrologie). Es entwickelte sich ein tiefer Glaube an ein vermeintliches Zusammenwirken zwischen Planetenkonstellationen, Sternzeichen und individuellem Organismus.

Gerade psychische Erkrankungen wurden aufgrund ihrer Andersartigkeit oft als Besessenheitszustände interpretiert. Auch brachte die Angst vor Besessenheit gelegentlich „massenhysterische Zustände" hervor. Je fanatischer fundamentaltheologische Ansichten um sich griffen, umso gefährdeter waren rationale und naturwissenschaftliche Theorien und Erkenntnisse. Im späten Mittelalter und besonders in der Neuzeit konnte es daher sogar zu den berüchtigten Inquisitionen und Hexenverfolgungen kommen, denen tausende Menschen in Europa zum Opfer fielen.

Im Mittelalter war eine „autonome Heilkunst" undenkbar. Krankheit und Gesundheit kamen von Gott. Gott war deshalb „der erste Arzt". Der weltliche Arzt konnte nur der Partner der Natur im Auftrag Gottes sein. Krankheit wurde als Folge von Verfehlung und Sünde des Menschen interpretiert.

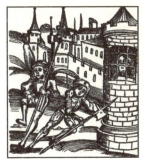

Abb. 21: Gefängnis in der Stadtmauer

Sie wurde so zur „Prüfung durch Gott". Die Auseinandersetzung mit der Krankheit wurde zu einem religiösen Erlebnis der Nähe zu Gott. Als sündiger Grund der Krankheitsgenese galten „unmäßige Leidenschaften", was später in der Psychiatrie des 19. Jahrhunderts eine Renaissance erlebte. Der Bezug zum Tod im Mittelalter war viel unmittelbarer als heute. Die große Pestepidemie ab 1347 raffte ca. ein Drittel der damaligen europäischen Bevölkerung dahin. Das Mittelalter wurde durch Krankheitsepidemien heimgesucht, wie keine Epoche zuvor oder danach. Das Auftreten der Lepra führte zum Bau von „Leprosorien", den Asylen für die „Aussätzigen". Diese weit vor den Toren der Städte errichteten Gebäude waren weithin sichtbar und wurden für viele Kranke zum Kerker, für andere zur Schutzburg. Die „Aussätzigen" mussten oft Signalhörner und Klappern tragen, damit sie schon von Weitem als zu meidende Kranke identifizierbar wurden.

Auch wenn von vereinzelten Institutionen zur Aufbewahrung Geisteskranker berichtet wird, war es weitverbreitete Praxis, störende Kranke in Gefängnissen unterzubringen. Verbreitet waren „Dorenkästen" und kerkerartige Einlassungen in Stadtmauern, um psychisch Kranke zu verwahren und sie der Allgemeinheit zur Schau zu stellen. Nur wenn psychisch Kranke nicht störten, konnten sie gelegentlich auch in Spitälern für körperlich Kranke in „Pfrundhäusern" und „Taubhäusern" untergebracht werden. Erst Ende des 18. Jahrhundert entstanden „Narrentürme" und „Tollhäuser" als die ersten eigentlichen psychiatrischen Einrichtungen. Eine systematische „Psychiatrie" im Mittelalter gab es nicht. Die Trennung zwischen Vagabunden, Bettlern, Kriminellen und Geisteskranken erfolgte erst später.

„Wahn der Gesunden": Renaissance und Aufklärung

Die „Renaissance" (Wiedergeburt) ist durch eine Rückbesinnung auf klassische Werte und Konzepte der Antike gekennzeichnet. In der Medizin kam es zum Rückgriff auf die antiken humoralpathologischen Konzepte ohne die „Verfälschungen" durch die arabische Medizin. Dies führte zu einer Steigerung der ohnehin dogmatischen Lehrmeinungen. Man orientierte sich weit mehr an den antiken Autoritäten, als an der Natur und deren Beobachtung. Ausnahmen hingen von den einzelnen Forscherpersönlichkeiten ab: Der Anatom Andreas Vesalius (1514-1564) deckte Fehler der klassischen Anatomie auf. Ein polarisierender medizinischer Provokateur und Laientheologe war Theophrast von Hohenheim, auch „Paracelsus" genannt (1493/94-1541). Sein Weg führte ihn kreuz und quer durch Europa. Paracelsus war ein Rebell, der gegen die klassischen Autoritäten zu Felde zog und sich mehrfach an seinen Wirkungsstätten durch Flucht vor der Obrigkeit entziehen musste. Er wandte sich scharf und polemisch gegen die hippokratisch-galenische Humoralpathologie und er propagierte die „Alchemia medica". Er verfasste 1520 eine Schrift, in der er die Geisteskrankheiten natürlichen Ursachen zuordnete. Dennoch ist sein Wirken widersprüchlich, in späteren Werken führte er die Geisteskrankheiten auch auf Hexerei und Dämonen zurück.

Welche Ausmaße die über die Jahrhunderte wellenförmig verlaufende „Hexenhysterie" in Europa annahm und was dies für die betroffene Bevölkerung bedeutete, lässt sich heute nur noch erahnen. Auch die Schätzungen der Opfer sind ungenau. Man nimmt an, dass vom Ende des 15. Jahrhunderts bis 1775 im deutschsprachigen Raum 25.000 Menschen der Inquisition zum Opfer fielen, in ganz Europa könnten es bis 100.000 gewesen sein. Der letzte legale Hexenprozess mit Hinrichtung in Deutschland fand 1775 in Kempten, im Schweizer Kanton Glarus sogar noch 1782 statt! Die Höhepunkte der Verfolgungswellen lagen zwischen 1587-1591 und 1626-1630 im Dreißigjährigen Krieg, sowie später um 1660. Die Höhepunkte der Verfol-

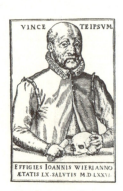

Abb. 22: Gegner der Inquisition: J. Weyer

gungen lagen damit in der „Neuzeit" und nicht, wie oft fälschlich angenommen wird, im Mittelalter, wenngleich wichtige Voraussetzungen für die Verfolgungen tatsächlich aus dem Mittelalter stammten.

Der berühmt-berüchtigte „Malleus Maleficorum", der „Hexenhammer" der beiden Dominikaner (canes domini = „Hunde des Herrn") Krämer und Sprenger erschien 1487. Dies war ein Instrument des Massenmordes. Abweichendes Verhalten konnte in dem aufgeheizten und paranoiden gesellschaftlichen Klima leicht zu einer Anklage führen. Es gab auch mutige Gegner der Inquisition, wie den Jesuiten Friedrich von Spee, der eine Verwandte in den Prozessen im Rheinland verlor und der 1631 eine Schrift gegen die Hexenprozesse veröffentlichte. Eine scharfe Kritik hatte auch der kalvinistische Arzt Johannes Weyer 1563 in seinem Werk „Über die Blendwerke der Dämonen" geübt, der die Hexerei auf Einbildung und Wahnvorstellungen der Betroffenen zurückführte und für ihre geistige Unzurechnungsfähigkeit plädierte. Die Abkehr der Dämonen- und Hexentheorie in Deutschland erfolgte mit wachsendem Einfluss der französischen Materialisten (La Mettrie, Diderot, Holbach, Cabanis) und führender Ärzte Englands (Cullen, Erasmus Darwin, Cox), die von den natürlichen Ursachen der Geistesstörungen überzeugt waren.

Auch wenn bereits im Mittelalter unter dem Einfluss des Islam in Spanien Einrichtungen zur Behandlung von Geisteskranken in Granada (1375), Valencia (1409), Saragossa (1425), Sevilla und Villadolid (1436) sowie Toledo (1483) entstanden waren, die einen therapeutischen Anspruch hatten, wurden die psychisch Kranken im Folgenden bestenfalls „versorgt", wenn nicht ignoriert, interniert oder gar verfolgt. Im Spätmittelalter wurden viele Kranke außerhalb der Städte im „Tour aux Fous" und Verließen der Stadtmauern eingekerkert. Nach dem Verschwinden der Lepra um 1500 dienten die nun freiwerdenden „Leprosorien" der Unterbringung u. a. der psychisch Kranken. Nach der Reformation im 16. Jahrhundert und der Auflösung vieler Klöster entwickelte sich ein zunehmend restriktiveres

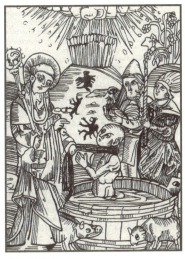

Abb. 23: Exorzismus

Vorgehen gegen „vagabundierende" psychisch auffällige Menschen, unter denen auch viele Schizophrene gewesen sein dürften. Eine Versorgung wurde nur noch der ortsansässigen Bevölkerung gewährt. Fremde wurden oft verjagt und so ist das Bild der „Narrenschiffe", auf die Kranke gepfercht und so aus den Regionen vertrieben wurden, eine Metapher für die damalige Situation der psychisch Kranken.

Das 17. Jahrhundert brachte langsam einen wissenschaftlichen Wandel, indem man erkannte, dass die alten Autoritäten nicht unangreifbar, sondern bei empirischer Überprüfung sogar fehlerhaft waren. Medizinische Meilensteine jener Zeit waren 1616 die Entdeckung des großen Blutkreislaufes durch William Harvey (1578-1657) und die klinische skeptisch-empirische Grundhaltung Thomas Sydenhams (1624-1689). Sydenham, der „englische Hippokrates", differenzierte und klassifizierte Erkrankungen aufgrund eigener Beobachtungen. Die „Chorea minor" trägt als Eponym seinen Namen. Auch forschte er über die Hysterie der Frauen, die er mit der Hypochondrie der Männer verglich. Er beschrieb eine Vielzahl von organisch wirkenden Symptomen, die durch die Hysterie kopiert werden konnten.

Der alten noch weithin anerkannten Humoralpathologie wurden nach und nach empirische Konzepte entgegengesetzt. Die zunehmende Übertragung der Naturgesetze auf den Menschen ließ das Pendel in die entgegengesetzte Richtung schwingen und führte in der Medizin zu einem mechanistischen und deterministischen Menschenbild. Vordenker dieser Entwicklung war der Philosoph der rationalistischen Aufklärung, René Descartes (1596-1650). Er ging von einem strikten Dualismus zwischen Körper (res extensa) und erkennendem Geist (res cogitans) aus. Er sah den Menschen als eine Maschine mit Sitz der Seele in der Zirbeldrüse (Glandula pinealis) an. Rationales Denken (res cogitans) erschien ihm als die eigentliche Fähigkeit der menschlichen Seele, während die Körperwelt (res extensa) als räumlich strukturierter Mechanismus angesehen wurde. Die von Harvey entwickelte Theorie eines hydrodynamischen Kreislaufmodells fügte sich zwanglos in die Kartesianische Theorie der Lebensmechanik ein. Seine philosophischen Grundannahmen fielen im 17. und 18. Jahrhundert in den europäischen Universitäten auf fruchtbaren Boden. Der Dreißigjährige Krieg (1618-1648) hatte mittlerweile jedoch weite Landstriche Zentraleuropas verwüstet. Forschung und Lehre in den Universitäten mussten sich erst langsam wieder konstituieren, wodurch sich die Durchsetzung der neuen Ideen verzögerte. Die neuen Ideen fanden ihre erbitterten Feinde in den Repräsentanten der alten Weltordnung.

Autonomes, nicht von den antiken Autoritäten abhängiges Denken und besonders die Vernunft waren die Leitideen der Aufklärung. Es herrschte bei vielen Wissenschaftlern nun der Glaube an den Erkenntnisfortschritt des Menschen. Die Grundlagen menschlicher Erkenntnis wurden überprüft. Bedeutender Vertreter des englischen Empirismus waren John Locke (1632-1704), David Hume (1711-1776), auch bereits Francis Bacon (1561-1626). Die Aufklärer kritisierten das herrschende theologisch-metaphysisch begründete dogmatische Weltbild. Sie wandten sich gegen Aberglauben und Magie. Sie versuchten sogar, den Glauben an Gott durch „Gottesbeweise" auf eine rationale Grundlage zu stellen. Sie schufen auch materialistisch-atheistische Lehren und forderten allgemeine Toleranz und Freiheit der Meinungsäußerung. Immanuel Kant (1724-1804) wies in seiner kritischen Haltung gegenüber dem selbstgewissen Vernunft- und Fortschrittsglauben bereits über die Gedanken der Aufklärung hinaus. Die politische Wirkung der Aufklärung bestand in der zunehmenden Auseinandersetzung mit dem Absolutismus und führte schließlich zur Französischen Revolution 1789.

Animismus, Vitalismus und Lebenskraft. Vordenker einer systematischen Psychiatrie

An der Grenze vom 16. zum 17. Jahrhundert gab es Autoren, die sich ausschließlich mit psychischen Erkrankungen auseinandersetzten. Robert Burton (1577-1640) - Geistlicher bei Oxford - betonte besonders emotionale Faktoren als Ursachen psychischer Erkrankung in seinem berühmten Werk „Anatomy of Melancholy" in der Erstauflage von 1621. Dabei meinte der Begriff der Melancholie traditionsgemäß umfassend die ruhigen Formen der Geisteserkrankungen. Auch heute noch ist das Buch Burtons gut lesbar und es vermittelt einen Querschnitt dessen, was zu seiner Zeit bereits an Wissen bekannt war.

Georg Ernst Stahl (1659-1734) postulierte mit der „Anima" eine entscheidende Triebfeder der Lebenskraft. Seine Lehre vom „Animismus" ist eng mit dem Pietismus verbunden. Auf Stahl geht die auch „Phlogistontheorie" (Phlox = Flamme) zurück. Während die französischen „Mechanisten" Descartes und La Mettrie eher eine „statische" Seele-Körper-Theorie entwickelt hatten, trug Stahls System viel deutlicher dynamische, „vitalistische" Züge. Eine mechanische Biologie lehnte er ab. Der Begriff der „Lebenskraft" gewann an Bedeutung. Stahl unterteilte die Geisteskrankheiten zudem in organische „sympathische" und primär psychisch bedingte „pathetische" Störungen ein. Dies war nun nicht mehr mit der Humoralpathologie vereinbar. (Iatro-)Chemie und (Iatro-)Physik des Körpers wurden dabei durch die steuernde Seele (Anima) in Gang gehalten. Geradezu psychoanalytisch mutet seine Theorie an, dass unterdrückte Affekte körperliche Funktionsstörungen auslösen können. Die Unterscheidung zwischen „organischen" und „psychischen" Erkrankungen lässt bereits den aufkommenden Streit zwischen „Psychikern" und „Somatikern" erahnen. Während die Resonanz auf den „Animismus" Stahls in Deutschland zögerlich ausfiel, wurde er in Frankreich offener aufgenommen und unter der Bezeichnung „Vitalismus" weiter entwickelt.

So entstanden im 18. Jahrhundert fruchtbare Theorien, die sich unter den Aspekten der Lebenskraft und Bewegung den Wechselwirkungen zwischen Körper und Seele widmeten. Insbesonders die Theorien des Animismus und Vitalismus erfuhren in Europa eine Weiterentwicklung. In England hatte bereits Francis Glisson (1597-1677) den Begriff der „Reizbarkeit" geprägt, worunter er eine natürliche Erregbarkeit des Organismus auf Reize verstand, die sich in muskulären Bewegungsreaktionen äußerte. Albrecht von Haller (1708-1777) unterschied von der Reizbarkeit oder „Irritabilität" die Sensibilität als nervöses Empfindungsvermögen. Die Irritabilität stellt so die Erregungsantwort dar, die Sensibilität das Empfindungs- und Reizleitungsphänomen der Nerven. Die Weiterentwicklung dieser neuen Theorie, die über ein Vierteljahrhundert in Europa auf breite Zustimmung stieß, war dem schottischen Arzt John Brown (1735-1788) vorbehalten. John Brown schrieb 1780 ein spekulatives Buch, die „Elementa Medicinae". Besonders sein Einfluss auf die sich langsam entwickelnde „Irrenheilkunde" wurde sehr groß. Auch in Deutschland wurde sein Werk populär, besonders unter den Anhängern der romantischen Naturphilosophie. Alle Krankheiten basierten demnach auf einem Missverhältnis zwischen der dem Organismus innewohnenden Erregbarkeit (Lebenskraft) und der auf ihn einwirkenden Reizstärke (Erregung). Die pathologische Erregbarkeit, die sich in Raserei oder Lethargie äußern konnte, erforderte daher eine aktive therapeutische „Gegenregulation". Die psychosomatisch wirksame Lebenskraft äußerte sich in einem Wechselspiel zwischen dem „Seelenorgan" (Gehirn) und Körperorganen über das Nervensystem, wobei ein „sympathetischer" Antagonismus zwischen dem zentralen (Gehirn) und dem vegetativen (Hypochondrium) Nervensystem angenommen wurde.

Es ließen sich nach dieser Theorie alle Erkrankungen in zwei große Klassen aufteilen:

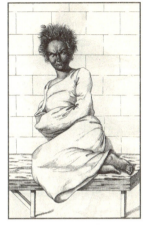

Abb. 24: Gesteigerte Erregbarkeit: die Manie (Esquirol 1838)

1. **Sthenische Krankheiten** (Manie, Tobsucht etc.). Die Therapie bestand dabei im Wesentlichen aus Reizentzug, Ableitung der pathologischen Bestandteile der entsprechenden Körperflüssigkeiten und sedierenden Maßnahmen: Blutausleerungen hinter den Ohren, dunkle Zimmer, „Tranquilizer" (Zwangsstuhl) und andere Zwangsmaßnahmen, kalte Umschläge, Sturzbäder etc.
2. **Asthenische Krankheiten** (Hypochondrie, Melancholie etc.). Therapeutisch wurde Reizzufuhr versucht: Opium, Digitalis, „gut gehopftes Bier", nahrhafte Diät, Kampfer, Arnica etc.

Es galt in der Psychiatrie des ausgehenden 18. und im 19. Jahrhundert als allgemein anerkannte Lehrmeinung, dass die „Beschränkung" der äußeren und inneren Reize zur Behandlung der Geistesstörungen die wirksamste Heilmethode darstelle. Es wurde in dieser Beziehung wenig zwischen verschiedenen Erkrankungen unterschieden.

Mesmerismus und Magnetismus

Das System von Franz Anton Mesmer (1734-1815) ist eine Mischung von Elementen, die wir heute sowohl zur Aufklärung als auch zur spekulativen Romantik rechnen würden. Er entwickelte eine suggestive „Hypnotherapie" in dem Glauben, auf naturwissenschaftlichem Boden zu stehen. Er erklärte suggestiv-hypnotische Phänomene physikalisch mit Hilfe eines von

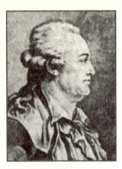

Abb. 25: Berühmter Magnetiseur: F.A. Mesmer

ihm postulierten allgegenwärtigen „Fluidums" und seiner Lehre vom „animalischen Magnetismus". Mesmer „magnetisierte" in Wien und Paris seine Patienten. Er glaubte, dass die heilende Wirkung nicht allein von den Magneten ausgehen konnte, sondern er nahm an, dass die magnetischen Ströme durch ein allgegenwärtiges und alle Lebewesen verbindendes Fluidum hervorgerufen würden, das sich in seiner eigenen Person besonders akkumulierte. Dies nannte Mesmer den „thierischen Magnetismus". Der Magnet verstärkte diesen Mechanismus und gab ihm die Richtung. Wesen und Wirksamkeit dieses „thierischen Magnetismus" wurden als physikalische Prozesse gedeutet. Mesmer empfand sich selbst als naturwissenschaftlichen Aufklärer und lehnte mystische Erklärungsversuche oder „Suggestion" als Erklärung seiner therapeutischen Erfolge ab. Das „universelle Fluidum" erfülle den gesamten Kosmos (gravitatio universalis) und führe zum Einfluss der Gestirne auf die Menschen. Darüber hinaus stellte er Analogien zur Entdeckung der Elektrizität auf; sein „baquet" war eine Nachahmung der erst kürzlich erfundenen „Leydener Flasche".

Die Geburt einer systematischen Psychiatrie im 18. Jahrhundert

Je nach dem vorherrschenden Zeitgeist wurden die unter psychischen Symptomen Leidenden als Kranke oder als Besessene angesehen. Eine zusammenhängende Theorie oder Ordnung der psychischen Störungen gab es bislang nicht. Dies änderte sich langsam im 18. Jahrhundert, als sich „psychiatrische Schulen" bildeten. Der psychisch kranke Mensch geriet stärker in den Fokus der Aufmerksamkeit. Psychopathologische Symptome wurden beobachtet, beschrieben und zu Syndromen geordnet. Vorbild war die botanische Klassifikation Linnés (1707-1778). Den „Zusammenstoß" alter, noch den mittelalterlichen Geist dämonologischer Theorien verströmend, mit „modernen" naturwissenschaftlichen Theorien verdeutlicht die Kontroverse zwischen Joseph Gaßner und Franz Anton Mesner. Während Gaßner dem alten Denken der Dämonomanie verhaftet war und in Massenveranstaltungen den Exorzismus als Heilungsmethode anwandte, fühlte sich Mesmer dem neuen naturwissenschaftlichen Denken verpflichtet, indem er die Entdeckungen des Magnetismus für die Medizin zu nutzen suchte. Seine Idee eines die Natur und die Menschen umfassenden „Fluidums" mutet zwar für heutige Verhältnisse eher skurril und abwegig an, bedeutet aber für die Zeit des ausgehenden 18. Jahrhunderts einen Fortschritt. Zu jener Zeit erfolgten die großen Entdeckungen der Chemie, der Physik, der Elektrizität und des Magnetismus. Viele bis dato „übernatürliche" Phänomene wurden damit einer rational-naturwissenschaftlichen Erklärung zugänglich.

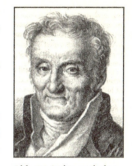

Abb. 26: Lichtgestalt der französischen Psychiatrie: P. Pinel

Ab Ende des 18. Jahrhunderts entstanden die ersten Psychiatrischen Institutionen, die medizinischen Konzepten folgten. Im Folgenden soll ein kurzer Überblick über die Geburt der Psychiatrie in verschiedenen europäischen Ländern gegeben werden.

■ Frankreich

In Frankreich wurden „hôpitaux généraux" geschaffen, zentralisierte Institutionen, welche die Versorgung, aber auch die Internierung der Kranken, Waisen, Armen, Alten, Irren, Verbrechern und möglichst vielen anderen Randfiguren der Gesellschaft sicherstellen sollten.

Die Geburt der französischen Psychiatrie ist eng mit dem Namen Philippe Pinel (1745-1826) verbunden, der 1793 als Arzt nach Bicêtre und 1795 an die Salpêtrière berufen wurde, wo er bis zu seinem Tode tätig war. Er begründete die französische Schule der Psychiatrie mit ihrer klinischen, deskriptiven und nosologischen Tradition und kann mit Fug und Recht als Gründer der modernen Psychiatrie bezeichnet werden. Die Psychiatrie wurde mit ihm Teilgebiet der Medizin. Er legte Wert auf die klinische Beschreibung der Erkrankungen ohne Spekulationen über ihre Ätiologie. Das „Hospice de la Salpêtrière" war eine ehemalige Pulverfabrik unter Ludwig XIII, die zu einer Internierungsstätte für störende Personen umfunktioniert worden war und später zu einem Asyl für psychisch kranke Frauen wurde. Pinel wird 1793 im Gefolge der französischen Revolution die „Befreiung der Kranken von ihren Ketten" in Bicêtre zugeschrieben. Mit der Aufklärung wurden die „Irren" wieder als „Kranke" gesehen und nicht mehr als „Schuldige" und „Verbrecher". Dies war die ihm zugeschriebene Großtat. Pinel schrieb 1801 die erste einflussreiche Systematik über die psychiatrischen Krankheiten: „Traité médico-philosophique sur l´aliénation mentale ou la manie".

Pinels Schüler Esquirol (1772-1840) wurde in der Salpêtrière 1825 Chefarzt der Maison Royale de Charenton. Die traditionelle Unterscheidung zwischen Halluzinationen und Illusionen wird ihm zugeschrieben. Er ist Begründer der „therapeutischen Gemeinschaft", in der Patienten und therapeutische Teams zusammen lebten. Auf ihn geht das einige Jahrzehnte in Frankreich populäre, in Deutschland sehr kritisierte Konzept der „Monomanien" zurück.

Fast 70 Jahre nach Pinel betrat ein anderer bedeutender französischer Arzt die Bühne der Salpêtrière: Jean-Martin Charcot (1825-1893). Er wurde 1862 mit siebenunddreißig Jahren Chefarzt am „Hospice de la Salpêtrière". Ab 1878 wandte er sich verstärkt dem Hypnotismus zu, dem er besonderes Gewicht bei der Diagnose der Hysterie zumaß. Er suchte Unterschiede zu den bisher bekannten neurologischen Erkrankungen. Der Begriff der Hysterie erfuhr unter Charcot eine enorme Ausweitung. Seine charismatische Art zog zahlreiche Schüler in seinen Bann, unter anderem Sigmund Freud, der 1885 ein halbes Jahr an der Salpêtrière verbrachte und Teile seines Werkes ins Deutsche übersetzte.

Ein anderer berühmter französische Psychiater war Jean Pierre Falret (1794-1870), der die manisch-depressive Erkrankung 1851/54 als „folie circulaire" beschrieb und sich um die Urheberschaft dieser Entdeckung mit Jules Baillarger (1809-1890) stritt, der die Erkrankung 1854 „La folie à double forme" nannte. Aus der französischen Psychiatrie jener Zeit stammt das Prinzip der „bipolaren Psychosen".

Ein zweischneidiges Konzept, die sogenannte „Degenerationslehre" hat ihre Wurzeln in der französischen Psychiatrie. Sie ist mit den Namen Bénédict Morel (1809-1873) und Victor Magnan (1835-1916) verbunden. Auch wenn bei Morel religiöse Aspekte eine große Rolle spielten, vertraten beide Nervenärzte die Theorie, wonach es bei geistig gestörten Menschen über verschiedene Generationen hinweg in ihren Familien zu einer fortschreitenden Degeneration („Entartung") bis hin zu angeborenen „Blödsinnsformen" komme. Darüber hinaus wurde auch die Gefahr der Degeneration von ganzen

Kulturen beschrieben. Die von Morel und Magnan entwickelte und von der zeitgenössischen Psychiatrie aufgegriffene Degenerationslehre spielte in Verbindung mit populären sozialdarwinistischen Theorien und späteren „rassenhygienischen" Dogmen eine aus der heutigen Perspektive unselige Rolle. Die Verbindung und teilweise auch krude Vermischung dieser Theorien wurde schließlich zu einer Legitimationsquelle zur Vorbereitung der Tötung psychisch Kranker zur Zeit des Nationalsozialismus in Deutschland. Dabei setzte sich die Theorie der Degeneration nicht nur in akademisch führenden Psychiaterkreisen durch, sondern auch in der öffentlichen und populärwissenschaftlichen Meinung.

■ Großbritannien

In England begann man sich durch die Erkrankung König Georges III. seit 1765 verstärkt für Geisteskrankheiten zu interessieren, zumal eine Heilung durch William Battie mit Hilfe des „moral managements" erfolgte. Großen Einfluss auf den Kontinent hatten William Tuke (1732-1822), John Conolly (1794-1866) und das von ihnen eingeführte „Nonrestraint-System", das in den Institutionen weitgehend ohne mechanische Zwangsmaßnahmen auskommen sollte. In seinem Buch „The treatment of the insane without mechanical restraints" (1856), das 1860 in deutscher Übersetzung durch Brosius unter dem Titel „Die Behandlung der Irren ohne mechanischen Zwang" erschien,

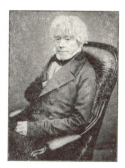

Abb. 27: Gegen den Zwang: J. Conolly

setzte er sich für die Abschaffung jeglicher Zwangsmittel ein und leitete eine neue Epoche der Behandlung der Geisteskranken in Europa ein. In Hanwell führte er ab 1839 die Methode des „Non-restraint" ein. Er schreibt, dass ihm bei der Einführung humaner Methoden die öffentliche Meinung sehr geholfen habe. Als seine direkten Vorbilder nennt er Pinel und Tuke, der in York 1813 ein „Retreat" als Reaktion auf die grauenhafte Zustände der dortigen Irrenanstalt gegründet hatte.

Der berühmteste Psychiater des viktorianischen Englands wurde Conollys Schwiegersohn, Henry Maudsley (1835-1918). Er wandte sich u. a. den seelischen Störungen auch des Kindes- und Jugendalters zu. Nach seinem Tod im Jahr 1923 wurde bei London ein nach Maudsleys Plänen konzipiertes psychiatrisches Krankenhaus seiner Bestimmung übergeben, was den späten Beginn der englischen Universitätspsychiatrie markierte. Die englische Psychiatrie war somatisch und auf die praktische Krankenversorgung orientiert.

■ Deutschsprachige Länder

In Deutschland bestanden bereits einige regionale Hospitäler, die auch Geisteskranke aufnahmen. 1579 war das Juliusspital in Würzburg gegründet worden. Es folgte die Periode der „Verwahranstalten", in der Kranke zusammen mit Kriminellen und anderen aus der Sozialisation gefallenen eingekerkert wurden. So waren Institutionen entstanden, die uns heute allein aus der Namensgebung das Gruseln lehren können:

1676: „Zucht- und Waisenhaus" (Braunschweig).
1714: „Waisen-, Toll-, Kranken-, Zucht- und Arbeitshaus" (Pforzheim).
1716: „Armen-, Waysen-, Zucht- und Tollhaus" (Waldheim).
1749: „Toll-, Zucht-, Waisen- und Findelhaus" (Mannheim).
1749: „Dorenhaus" (Ludwigsburg).

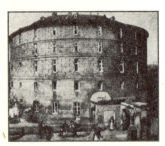

Abb. 28: Fortschritt anno 1784: der Narrenturm

Weitere „Zucht- und Tollhäuser" entstanden 1710 in Celle, 1780 in Schwabach und 1788 in Bayreuth. 1784 entstand darüber hinaus in Wien der berühmte „Narrenturm", 1790 das „Irrenasyl" in Prag. Dies waren - bis auf den Wiener „Narrenturm" - keine eigentlichen Heilstätten für psychisch Kranke, sondern vielmehr Orte der Ausgrenzung. Michel Foucault nannte dies in seinem Buch „Wahnsinn und Gesellschaft" nicht ganz ideologiefrei aber folgerichtig die Episode der „großen Gefangenschaft".

Um 1800 wandelte sich das Bild, es entwickelte sich zunehmend ein öffentliches Interesse am „Wahnsinn", was sich nicht zuletzt auch in der Literatur niederschlug. 1795/96 erschien Goethes „Wilhelm Meisters Lehrjahre", 1808 Faust I. Auch E.T.A. Hoffmanns (1776-1822) Protagonisten entsprangen fast ausnahmslos der Welt des Wahns. Bei der Erwähnung der Literatur, die psychisch Kranke thematisierten, muss allerdings bereits der spanische Dichter

Miguel de Cervantes (1547-1616) erwähnt werden, dessen „Don Quijote" ein wahres Feuerwerk der „Verrücktheiten" seines Protagonisten ist.

1805 erfolgte die Errichtung der Bayreuther Heilanstalt. Direktor wurde Johann Gottfried Langermann (1768-1832), Lehrer u. a. von Novalis. Den „Kranken als krank" zu betrachten und nicht als Schuldigen, setzte sich in Deutschland aber nur sehr langsam durch. Das Konzept der Bayreuther Klinik beruhte „auf der wissenschaftlichen Überzeugung vom selbstverschuldeten Ursprung der Geisteskrankheit, auf der medizinischen Überzeugung ihrer prinzipiellen Heilbarkeit, auf der philosophischen Überzeugung von der moralischen Verantwortlichkeit des Menschen als Vernunftwesen und auf der pädagogischen Überzeugung der Erziehbarkeit aller, auch der Geisteskranken und Schwachsinnigen."

Zwar wurde der Hallenser Arzt Johann Christian Reil (1759-1813) auch „der deutsche Pinel" genannt, insgesamt aber fehlte den Deutschen eine „Lichtgestalt" nach französischem Vorbild. Die Psychiatrie fand aber früh das Interesse der Wissenschaftler. Aus „Verwahrhäusern", „Narrentürmen", „Dorenkästen" und „Tollkoben" wurden zu Beginn des 19. Jahrhunderts allmählich „Heilanstalten". Dies belegt die Aufbruchstimmung innerhalb der sich allmählich herausbildenden Disziplin der Psychiatrie. Der Begriff „Psychiaterie" stammt von Reil selbst, der 1803 sein berühmtes Werk: „Rhapsodien über die Anwendung der psychischen Curmethode auf Geisteszerrüttungen" schrieb. Reil setzte sich, wie Pinel in Frankreich, sehr für die Aufnahme der Psychiatrie als Fach innerhalb der Medizin ein. Johann Christian August Heinroth (1773-1843) wurde 1811 in Leipzig erster deutscher Professor für „psychische Therapie", 1819 für „psychische Heilkunde".

Die „Romantische Psychiatrie" und die Verrückung der Seele

„Romantik" bezeichnet die von ca. 1790 bis 1830 der Klassik parallel verlaufende literarisch-kulturelle Epoche, in der eine besondere Betonung und Wertschätzung auf die menschliche Individualität und die seelischen Kräfte gelegt wurde. Es kam zu Reflexionen über die seelische Existenz, irrationale, unbewusste, geheimnisvolle Kräfte und Stimmungen. Aus der Sehnsucht ent-

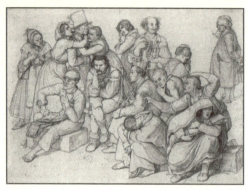

Abb. 29: Narrenhaus um 1830

standenes Gefühl offenbarte sich den Romantikern als das „wahre und echte Erlebnis". Romantische Dichter waren u. a. Friedrich Schlegel, Novalis, Wackenroder, Tieck, Achim von Arnim, Clemens Brentano, Eichendorff, de la Motte Fouqué, E.T.A. Hoffmann, Uhland, Hauff, Hebel und der dem Mesmerismus zugeneigte Arzt und Dichter Justinus Kerner (1786-1862). Die Strömung der Romantik kann als Gegenbewegung zur strengen Klassik und rationalen Aufklärung verstanden werden. Romantische Merkmale sind u. a. Gefühl für die Natur, Interesse für das Unbewusste und die Seele, Idee des Nationalstaates, Gefühl für Geschichte und starke individualistische Züge.

In den ersten Jahrzehnten des 19. Jahrhunderts war die deutsche Psychiatrie von Ideen der Romantik geprägt. Man interessierte sich für die „Seele" und deren dunkle Seiten sowie für die Frage, inwieweit diese erkranken könne und was dann die Ursachen dafür seien. Für viele Ärzte stand fest, dass es vor allem die ungezügelten „Leidenschaften" waren, die dem Menschen den Verstand raubten. Für diese Episode der Psychiatriegeschichte hat sich der Terminus „romantische Psychiatrie" etabliert, wobei die Therapiemethoden - wie noch zu zeigen sein wird - alles andere als „romantisch" im heutigen Wortverständnis waren. Was die Krankheitstheorien betrifft, so standen sich in dieser Epoche die „Psychiker" und „Somatiker" gegenüber. Auch wenn sich ihre Krankheitstheorien unterschieden, lagen sie in der Therapie der Krankenversorgung häufig nicht weit voneinander entfernt.

Die „Psychiker" nahmen an, dass psychische Krankheiten primär Störungen der Seele seien, die durch Leidenschaften und moralische Verfehlungen entstünden, während körperliche Veränderungen dabei nur sekundär aufträten. Bedeutende Vertreter waren u. a. der schon erwähnte Leipziger Professor Heinroth (1773-1843) und der Leiter der Berliner Charité, Carl Wilhelm Ideler (1795-1860).

Die „Somatiker" nahmen hingegen an, dass psychische Krankheiten Folge körperlicher Erkrankungen seien, auch wenn diese im einzelnen (noch) nicht nachgewiesen werden konnten. Die Seele selbst sei göttlichen Ursprunges und könne daher nicht primär erkranken. Bedeutende Vertreter waren u. a. Friedrich Nasse (1778-1851), Maximilian Jacobi (1775-1858) und Nikolaus Friedreich (1825-1882). Nach Jacobi beruhten psychische Störungen hauptsächlich auf Fehlfunktionen des abdominalen Gangliensystems.

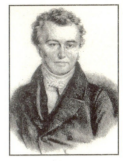

Abb. 30: Erkrankungen durch Leidenschaft: J. Heinroth

Heinroth (1825) sprach von „Seelenstörung", Ideler (1838) und Nasse von „Seelenkrankheit". Das Problem der Erkrankung der Seele verschwand jedoch bald aus der Psychiatrie. Die Seelenkrankheit wurde zunehmend durch „Geisteskrankheit" ersetzt. Der Begriff der „Seele" mit all ihren religiösen und metaphysischen Konnotationen wich den weltlicheren Begriffen des „Geistes" oder des „Gemüts". Die Bezeichnung „Geisteskrankheit" findet sich 1845 bei Griesinger in seinem berühmten Zitat: „Geisteskrankheiten sind Gehirnkrankheiten". Teilbereiche dessen, was früher „Seele" genannt wurde, wurden zu Funktionen des Gehirns.

Heinroth veröffentlichte folgendes Diagnoseschema:

Tab. 6

Diagnostik nach Heinroth:		
	Exaltation	Depression
Gemüth	Wahnsinn	Melancholie
Geist	Verrücktheit	Blödsinn
Wille	Tollheit	Willenlosigkeit

Im „Wahnsinn" erkennt man Zeichen der heute Manie genannten Störung, die „Melancholie" entspricht weitgehend der heutigen Depression. In der „Verrücktheit" erkennt man heute vor allem wahnbildende produktiv-psychotische Zustandsbilder, beispielsweise das paranoid-halluzinatorische Bild der Schizophrenie. Der „Blödsinn" beinhaltet neben den angeborenen oder erworbenen Intelligenzdefekten sowohl die heute „Negativsymptome" genannten Zustände der Schizophrenie, hebephrene Zustände und vor allem die Gruppe der Demenzen. Die Bezeichnung „Tollheit" passt sowohl auf produktiv-psychotische Zustände, Manien, Impulskontrollstörungen als auch auf epileptische Symptome, „Willenlosigkeit" deutet auf (chronisch) neurasthenische Syndrome. Kritisch muss jedoch eingewandt werden, dass eine klare Abtrennung der einzelnen Zustände oder auch eine problemlose Übertragung der Heinrothschen Nomenklatur auf unsere heutige Diagnostik nicht anwendbar ist. Man erkennt rasch, dass sich die Symptome der heute so genannten „Schizophrenie" über das gesamte Spektrum dieser Klassifikation wiederfinden.

Bei der Einteilung der Seelenstörungen stoßen wir bei Maximilian Jacobi 1844 auf eine dichotome Einteilung, die bereits an Konzepte erinnert, die erst ungefähr 90 Jahre später von Kraepelin entwickelt wurden: „Wenn aber auch alles Formelle des Seelenlebens [sich] solcher Alienation unterworfen zeigt, so drängen sich doch dem Beobachter zwei Hauptformen, als in der Gesammtheit vorherrschend und die übrigen in ihre Combinationen aufnehmend, entgegen. Diese beiden aber sind: Die Alienationen des Begehrungsvermögens auf der einen, und die Alienation des intellectuellen Vermögens auf der anderen Seite." Die krankhaften Zustände des Begehrungsvermögens werden in Exaltation (Tobsucht, Wut) und Depression (Schwermut, Lebensüberdruß) unterteilt, die Alienation des intellektuellen Vermögens in Wahnsinn, Verwirrtheit und Blödsinn. Obwohl eine unkritische Übertragung der Begriffe in unsere heutige geläufige Terminologie auch hier nicht ohne weiteres möglich ist, lässt sich in der Einteilung der Seelenstörungen bereits die Vorbereitung der späteren Dichotomie der endogenen Psychosen Kraepelins in die manisch-depressive Form und die Dementia praecox (die spätere Schizophrenie) erahnen.

Symptome der heutigen Schizophrenie finden sich in den Diagnosesystemen der Psychiater des 19. Jahrhunderts weit verstreut. Die Schizophrenie war noch nicht als eine zusammenhängende Störung konzeptualisiert. Vor allem der Begriff der „Verrücktheit" war aber für chronische „fixe" Wahnideen und auch akut verlaufende psychotische Bilder reserviert, in denen wir Beschreibungen von Menschen erkennen, die wir heute als „schizophren" diagnostizieren würden.

Im 19. Jahrhundert gab es keine einheitliche Klassifikation der Geistesstörungen, sie wurden meist als eine Abfolge von Krankheitsstadien aufgefasst, welche zunächst reversibel sein konnten, mit zunehmender Dauer (Heinroth nennt maximal ein Jahr) oder Schwere der Symptome jedoch in Chronizität und Irreversibilität übergingen.

Das Konzept dieser auch als „Einheitspsychose" oder „Stadienlehre" bezeichneten Diagnostik besagt - vereinfacht ausgedrückt - dass es keine streng verschiedenen, abgrenzbaren Formen der Geistesstörungen im Sinne von Krankheitseinheiten gibt, sondern dass die verschiedenen pathologischen Symptome und Erscheinungen als Stadien eines einheitlichen Prozesses zu verstehen sind, in dem vielfältige Übergänge und Mischformen möglich sind und deren Stadien gesetzmäßig verlaufen.

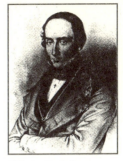

Abb. 31: Verfechter der Einheitspsychose: A. Zeller

Tab. 7

	Die Stadienlehre:		
Primär: (reversibel) *stadium incrementi*	*stadium evolutionis*	**Melancholie**	M. simplex M. cum stupore (M. attonita)
	stadium akmes	**Manie**	maniakalische Exaltation Tobsucht Stupidität Verwirrtheit/ Wahnsinn
Sekundär: (irreversibel) *stadium decrementi*	*stadium defecti*	**Verrücktheit** **Blödsinn**	agitiert apathisch

Zunächst wie die meisten seiner Zeitgenossen selbst ein Anhänger der einheitspsychotischen Theorie, übernimmt Griesinger 1867 die zwei Jahre zuvor durch Ludwig Snell (1817-1892) vertretene Theorie der Annahme einer „primären Verrücktheit". Bis dahin nahm man an, dass sich die „Verrücktheit" (in der heutigen Terminologie Wahnerkrankungen und Schizophrenie) erst „sekundär" nach einem vorauslaufenden affektiven Stadium ausbilden könne. Durch die Annahme einer „primären Verrücktheit", die sich ohne vorherige Stadien direkt ausbilden konnte, musste das bis dahin gültige „einheitspsychotische" Stadienmodell aufgegeben werden. Falret (1851) und Baillarger (1854) hatten bereits in Frankreich das Konzept der Zyklothymie (folie circulaire, folie à double forme) als Krankheitsentität begründetet.

Für die Entwicklung der späteren Schizophrenie war bedeutsam, dass Karl Ludwig Kahlbaum (1828-1899) 1863 die von ihm so genannte „Katatonie" („Spannungsirresein") als eigenständige Erkrankung auffasste. Sein Freund Hecker folgte 1871 durch die Beschreibung und Namensgebung der im jugendlichen Alter beginnenden „Hebephrenie". Erst jedoch durch Kraepelin (1909) wurde die „Dichotomie der endogenen Psychosen" in zwei große separate Krankheitseinheiten gebildet. Die „Dementia praecox", welche später von Bleuler (1908/1911) „Schizophrenie" genannt wurde, war eine dieser Krankheitseinheiten. Kraepelins Bemühen war es dabei, Krankheitseinheiten herauszubilden, die sich in Ursache, Erscheinungsbild und Verlauf nicht wesentlich voneinander unterschieden. Bis in die heutigen modernen Klassifikationen der psychischen Störungen - dem amerikanischen DSM-IV und der internationalen ICD-10 - reicht die Festschreibung Kraepelins. Die Geschichte der Zweiteilung der „endogenen Psychosen" in die „Dementia praecox" einerseits, das „Manisch-depressive Irresein" andererseits zeigt in ihrer Geschichte aber auch, dass es hierbei nicht nur um eine empirisch-wissenschaftlich begründete „Wahrheitsfindung" ging, sondern auch um eine Frage von Autorität und Vorherrschaft innerhalb der psychiatrischen Lehre und Systematik. Neuere genetische Untersuchungen scheinen die seit langem bekannte psychopathologische Beobachtung zu stützen, dass den „Zwischenfällen" der psychischen Erscheinungsformen eine weit größere Rolle zukommt, als bisher angenommen. Doch es soll den weiteren Entwicklungen nicht vorgegriffen werden.

Therapeutische und disziplinarische Prinzipien: Beschränkung und Zwang

Es war im frühen 19. Jahrhunderts allgemein anerkannte Lehrmeinung, dass die „Beschränkung" der äußeren und inneren Reize zur Behandlung der meisten Formen der erregten Geistesstörungen die wirksamste Heilmethode darstellte. Auch Zwangsmaßnahmen hat es im Umgang mit psychisch erkrankten Menschen immer gegeben. Der Zwang wird bei den „romantischen" Psychiatern als Heilmaßnahme medizinisch und auch moralisch begründet, wobei beide Prinzipien nicht klar voneinander zu trennen sind.

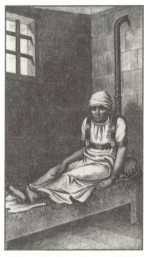

Abb. 32: Bedlam (Esquirol 1838)

Es erscheint in jedem Falle noch harmlos, wenn über die Vorzüge oder Nachteile einer „Ohrfeige zur rechten Zeit" bei Heinroth oder Ideler diskutiert wird, harmloser als die Methoden jedenfalls, die Peter Joseph Schneider 1824 in einem psychiatrischen „Therapiehandbuch" an praktischen Maßnahmen zur Irrenbehandlung empfiehlt. An ableitenden Maßnahmen wurde der Brechweinstein besonders empfohlen „bey Torpidität und paralytischen Zuständen des Nervensystems um durch das Erbrechen eine heftige Erschütterung desselben hervorzubringen, wodurch es aufgeregt und seine Reizbarkeit wieder erhöht wird". Viele der Anwendungen wurden mit dem „therapeutischen Prinzip des Antagonismus" (Antagonistica) als einem Verhältnis zwischen Gehirn und „gangliösem System" begründet. Gehirnanstrengung bewirkte danach eine „träge Zirkulation der Lymphe im Drüsen-System des Unterleibs". Es wurde postuliert, dass ein „Gegenreiz" das gestörte Gleichgewicht wieder ins Lot bringen könnte. Werde z. B. das Gangliensystem gereizt, so werde das Gehirn antagonistisch beruhigt. Es wurden aber auch gezielt Schmerzreize verabreicht, um Erkrankungen zu heilen. Den Ärzten des frühen 19. Jahrhunderts fiel auf, dass manche psychische Erkrankungen durch den Ausbruch einer körperlichen Erkrankung geheilt oder gelindert wurden.

Die Erzeugung eines künstlichen Fiebers in der Behandlung der Geistesstörungen wurde seit der Antike immer wieder versucht. Ein späteres Beispiel ist die Fieber- oder Malariatherapie bei der Progressiven Paralyse.

Durch alle Zeiten hindurch gab es Mitteilungen über die Heilung von Geistesstörungen nach Infektionskrankheiten (Pocken, Malaria etc.) Wagner-Jauregg führte die Fiebertherapie vor seiner Malaria-Therapie (1917), die ihm später den Nobelpreis einbrachte, mit Erysipelkulturen, Tuberkulin, abgetöteten Streptokokken und Typhuserregern ab 1887 durch. In den zwanziger Jahren waren die Mittel zur Fiebererzeugung u. a. intramuskulär injizierbares Terpentinöl, Harn, Schwefel oder Kuhmilch. Ein Mittel zur Fiebererzeugung, das „Pyrifer" (apathogene Colibakterien), fand bis weit in die sechziger Jahre hinein Verwendung unter der Indikation „Schizophrenie".

Mechanische Behandlungen im 19. Jahrhundert

Einen Großteil der Beschreibungen von P.-J. Schneiders: „Entwurf zu einer Heilmittellehre.." aus dem Jahr 1824 widmet der Autor den „Mechanischen Mitteln", wie „Drehmaschinen", welche die armen Kranken in einer Minute „vierzig bis sechzig Umschwingungen" aussetzte, „Coxsche oder Hallaransche Schaukeln", Hitzeeinwirkungen, z. B. die „Anwendung der Moxa auf den Scheitel" oder „Glühende Eisen". Weiter gehörten zum therapeutischen Standardprogramm: Schröpfköpfe, Haarseile und Fontanellen (auf den Nacken oder Scheitel gelegt: „Wir legen daher die Fontanellen [..] unmittelbar auf den Scheitelpunct des Kopfes [..]."). Die „Haarseile" wurden durch die Haut gezogen und setzten dort einen Entzündungsreiz, wonach der sich bildende Eiter abgeleitet wurde.

Wie eine Liste aus dem Gruselkabinett wirken die „Äußerlich beruhigenden Mittel": Der Sack, der Schrank (der englische Sarg), das hohle Rad, die Autenriethsche Maske („Maske von Schuhsohlenleder", die eine Öffnung für Nase und Mund freiließ, aber weites Öffnen des Mundes nicht gestattete und hinter dem Kopf mit Lederriemen zusammengebunden wurde), der Fallhut (bei Stürzen), das Zwangskamisol („der englische Kittel, der spanische Mantel, die Zwangsweste"), der Zwangsstuhl (auch genannt: „Der Tranquilizer"), das Zwangsstehen, die Zwangswiege, der Zwangsriemen, die metallenen Armbänder das Binden der Hände und Füße, der Däumling („um damit die Hände auf den Rücken festzubinden"), die Birne („[..] wird in den Mund gesteckt" und mit einem Lederriemen hinter dem Kopf befestigt), das Autenriethsche Pallisadenzimmer (eine Art frühe „Gummizelle"), die Opiaträucherung. Noch im Jahre 1952 schreibt ein deutschsprachiger Autor einen Satz zu Zwangsmaßnahmen, der wortwörtlich von Heinroth über 100 Jahre zuvor hätte stammen können: „Von moralischer Seite bestehen gegen die Anwendung von Zwangsmitteln bei den hier gemeinten unruhigen und erregten Kranken keine Bedenken, da es sich ja nicht um freie Menschen handelt, die ihren Willen frei bestimmen können. Eine Freiheitsberaubung im eigentlichen Sinne ist somit gar nicht möglich."

Ende der Seelenheilkunde, Beginn der biologischen Psychiatrie

Das Ende des „romantischen" Streites zwischen Psychikern und Somatikern um die Ursachen der Geistesstörungen und ob die Seele primär erkranken könne, erfolgte durch den Einfluss Griesingers (1817-1868). Er war Nachfolger des „Romantikers" Idelers an der Berliner Charité und gilt als Begründer der von nun an herrschenden naturwissenschaftlich-positivistischen Ausrichtung der Psychiatrie. Von ihm stammt darüber hinaus der vielzitierte Satz: „Geisteskrankheiten sind Gehirnkrankheiten". Er war überzeugter Anhänger des „No-restraint-Systems" Conollys. Die oben dargestellten „therapeutischen Folterwerkzeuge" verschwanden aus den Arsenalen der Berliner Psychiatrie.

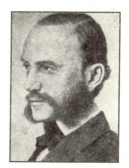

Abb. 33: Geisteskrankheiten sind Gehirnkrankheiten: W. Griesinger

Griesinger entwickelte das Modell der forschenden und lehrenden Universitätspsychiatrie und setzte diese in Kontrast zu den „verwahrenden" Krankenanstalten. „Stadtasyle" sollten für die heilbaren und akuten Patienten reserviert sein, während die chronischen Patienten in „Landasyle" mit der Möglichkeit der „familialen Pflege" und der „agricolen Kolonie" verlegt werden

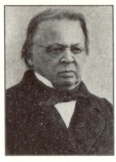

Abb. 34: Anstaltspsychiater: C. Roller

sollten. Die Trennung der heilbaren Akutpatienten und deren Absonderung von den chronischen Kranken in zwei verschiedenen Klinikkonzeptionen fand nicht überall ungeteilte Zustimmung. Für die Beibehaltung des Konzeptes der „Heil- und Pflegeanstalten" plädierten Damerow (1798-1866), Roller (1802-1878), v. Gudden (1824-1886) und Laehr (1820-1905). Aus der von Griesinger favorisierten Trennung der Kliniken entwickelten sich folgenreiche Spannungen zwischen einer vorwiegend forschenden Universitätspsychiatrie und einer versorgenden Anstaltspsychiatrie. Die Auswirkungen dieser Trennung sind bis heute spürbar. Griesinger war trotz seiner somatischen Ausrichtung kein „Hirnmythologe", der sich in hirnlokalisatorischen Theorien verstieg. Er sah aber im Gehirn dasjenige Organ, an welches alle geistigen Prozesse - ob gesund oder krank - gebunden seien.

So lösten seit Griesinger die „Gehirnkrankheiten" die „Krankheiten der Seele" ab. Dies ist weit mehr als eine bloße Wortverschiebung, denn hier ist bereits die große reduktionistische Veränderung erkennbar, die heute das gesamte geistige und emotionale Erleben des Menschen ausschließlich auf das Gehirn und dessen Funktion beschränkt wissen will. Seit Griesinger haben es die Psychiater schwer, wenn sie von einer „Seele" sprechen oder sich gar als „Seelenärzte" definieren wollen. Mit der Abschaffung der „Krankheiten der Seele" verschwand auch die Epoche der „Romantischen Psychiatrie".

Krankheitseinheiten und das (vorläufige) Ende der Einheitspsychose

Nachdem Ludwig Daniel Christian Snell (1817-1892) anlässlich seines Vortrages 1865 in Hannover die Voraussetzung zur wissenschaftlichen Anerkennung der „primären Verrücktheit" als eine diagnostische Kategorie geschaffen hatte, war die bis dahin dominierende Theorie der „Einheitspsychose" wissenschaftlich nicht mehr zu retten. Jetzt war der Weg frei, neue nosologische und diagnostische Richtungen zu verfolgen. Man versuchte nun zunehmend, voneinander abgrenzbare „Krankheitseinheiten" zu finden. Vom Konzept der „Einheitspsychose" wurde dabei der Langzeitverlauf als diagnostischer Aspekt übernommen. Karl Ludwig Kahlbaum (1828-1899) und sein Schüler und Freund Ewald Hecker (1843-1909) konzipierten mit den Begriffen „Katatonie" und „Hebephrenie" Krankheiten, die sich nicht nur am klinisch phänomenologischen „Querschnittsbild", sondern auch am klinischen Langzeitverlauf der Störung orientierten. Dass sich diese Krankheitsbegriffe durchsetzen konnten, ist auf Kraepelin (1856-1926) zurückzuführen, der ebenso wie Kahlbaum von der Idee abgrenzbarer Krankheitseinheiten überzeugt war. Kahlbaums Arbeiten fanden zu dessen Lebzeiten ansonsten eher geteilten Beifall, denn man tadelte seine „Sucht, neue Namen zu erfinden".

Hirnpathologie und „Hirnmythologie" im 19. Jahrhundert

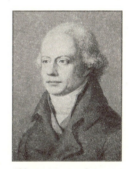

Abb. 35: Meister der Phrenologie: F. Gall

Vorläufer der hirnanatomisch orientierten Psychiatrie sind in der „Phrenologie" eines Franz Joseph Gall (1758-1828) und seinem Schüler Johann Christoph Spurzheim (1776-1832) zu finden. Die Lehre der Phrenologie basierte auf der Grundannahme, dass sich seelische Funktionen (Charakter, Gemüt, Vorlieben, Talente, Fähigkeiten, Eigenschaften etc.) bestimmten Großhirnregionen anatomisch zuordnen ließen und in Auswölbungen der äußeren Schädelkonfiguration zu erkennen seien. Die Zuordnung der Lokalisationen war freilich mindestens genauso spekulativ wie dies für die zeitgenössische Philosophie und Theologie galt.

Mit den bedeutenden Fortschritten in der pathologischen Anatomie und Histologie kam es im Zusammenhang mit dem Bestreben der „Entdeckung" natürlicher Krankheitseinheiten fast zwangsläufig auch zu Versuchen, die postulierten Krankheitseinheiten und psychische Symptome auf eine hirnanatomische Grundlage zu stellen. Bedeutende Vertreter dieser hirnpathologischen Richtung in der Psychiatrie waren u. a. Carl Wernicke (1848-1905) und

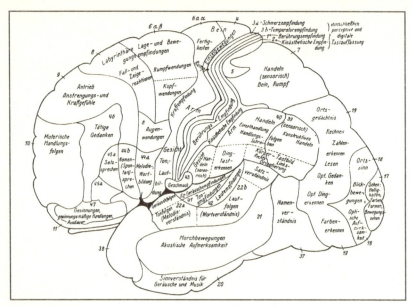

Abb. 36: Hirnkarte

Theodor Meynert (1833-1892). Meynert betrachtete die psychischen Erkrankungen als Störungen des „Vorderhirns". Er entdeckte cerebrale anatomische Kernstrukturen und Assoziationsbahnen und er war davon überzeugt, dass jeder äußere (Sinnes-) Eindruck an einer ganz bestimmten Stelle der Hirnrinde einen Erregungszustand hervorrufe, der mit anderen Rindenarealen durch Assoziationsfasern verbunden sei. Er war überzeugt, dass eine unzureichende Blutzirkulation des Gehirns zu Erregungszuständen führte, während übermäßiger Blutzufluss in die Zerebralgefäße Depressionen hervorrufe. Eine Schwächung der Hirnrinde bedeute einen Wegfall der Hemmung auf subkortikale Zentren und das Hervortreten von Wahnideen. Diese Art von Theorienbildung einiger „Cerebralpsychiater" veranlasste z. B. Jaspers zu der ironischen Bezeichnung „Hirnmythologie" als Charakteristikum dieser besonderen psychiatrischen Ausrichtung. Meynert war Lehrer von Carl Wernicke (1848-1905), dessen Ausgangspunkt ebenfalls die Hirnanatomie und Hirnpathologie war.

Auch die Arbeiten von Paul Broca (1824-1880) über das motorische Sprachzentrum, John Hughlings Jacksons (1834-1911) über die fokalen Anfälle und Eduard Hitzigs (1838-1907) über elektrische Stimulationen der

Hirnrinde bei Hunden dürften Wernicke maßgeblich beeinflusst haben. 1874 hatte er eine Arbeit über den „aphasischen Symptomenkomplex" geschrieben, in der er die sensorische Aphasie und auch ihre Lokalisation (Wernicke Sprachzentrum) sowie den gestörten „psychischen Reflexbogen" beschrieb. 1881 stellte er das Krankheitsbild der „Pseudoencephalitis haemorrhagica acuta" (Wernicke-Enzephalopathie) dar. Neben der Hirnpathologie war Wernicke auch an den Geistesstörungen interessiert. So versuchte er, klinische Erscheinungen mit der Lokalisationslehre in Verbindung zu bringen. Psychopathologische Syndrome versuchte er mit speziellen Lokalisationen des Krankheitsprozesses im Gehirn zu erklären. Die Verschiedenheit der psychischen Zustandsbilder verweise dabei auf verschiedene Lokalisationen des Krankheitsvorganges. Psychische Krankheitserscheinungen und Hirnpathologie waren für Wernicke und die biologischen Psychiater nur zwei Seiten derselben Medaille. Wernicke sah die Zeit für eine strenge klinische Abgrenzung einzelner Krankheitseinheiten noch nicht für gekommen und stand so in wissenschaftlicher Opposition zu Kraepelin und dessen „Krankheitseinheiten".

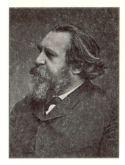

Abb. 37: Biologischer Psychiater: T. Meynert

Die Hirnpathologie hatte die Psychiatrie erobert und das Zeitalter der „ersten biologischen Psychiatrie" eingeleutet. Neben Gall und Spurzheim als den Urvätern dieser Forschungsrichtung und dem Postulat Griesingers von den „Geisteskrankheiten als Gehirnkrankheiten", den Forschungen Meynerts und Wernickes sind noch weitere Persönlichkeiten zu nennen, die sich dieser Forschungsrichtung verschrieben hatten: Karl Westphal (1833-1890), Wilhelm Erb (1840-1921), Eduard Hitzig (1838-1907), Gabriel Anton (1858-1933), Franz Nissl (1860-1919), Alois Alzheimer (1864-1915), Arnold Pick (1851-1924) sind Namen der psychiatrischen Hirnforschung, die durch Eponyme ihren Platz auch in modernen Lehrbüchern behalten haben.

Es waren nicht nur die deutschen Psychiater, die sich dem Gehirn als dem Ursprung der geistigen Störungen zuwandten. Mit Henry Maudsley (1835-1918), Paul Broca (1824-1880), Camillo Golgi (1844-1926), Ramón y Cajal (1852-1934), Setschenow (1825-1905), Pawlow (1849-1936), Bechterew (1857-1927) sollen an dieser Stelle nur einige Namen genannt werden. Es war Emil Kraepelin vorbehalten, den einseitigen hirnpathologischen Dominanzanspruch zunächst erfolgreich zurückzuweisen, denn es war all den hervorragenden Hirnpathologen nicht gelungen, die schwerwiegenden psychiatrischen Störungen auf eine valide hirnanatomische Basis zurückzuführen.

Die Geburt der Schizophrenie

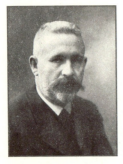

Abb. 38: Konzept der Dementia praecox: E. Kraepelin

Die Geschichte der Schizophrenie ist - wie erwähnt - zugleich auch die Geschichte der Psychiatrie. Nach den hirnpathologischen Theorien der „ersten biologischen Psychiatrie" war die Zeit reif für den Entwurf einer umfassenden Systematik. Psychiatrische Theorien hatten sich in den letzten fünfzig Jahren überschlagen und ein heilloses Wirrwar drohte.

Der Beginn der Geschichte der „Schizophrenie" kann auf das Jahr 1893 datiert werden, als Kraepelins vierte Auflage seines später berühmten Lehrbuches erschien und der Begriff der „Dementia praecox" dort erschien. 1886 wurde der dreißigjährige Emil Kraepelin (1856-1926) als Nachfolger von Hermann Emminghaus Ordinarius für Psychiatrie an der baltisch-estnischen Universität Dorpat, bevor er 1891 bis 1903 Ordinarius für Psychiatrie an der Universität Heidelberg wurde. Franz Nissl und Alois Alzheimer wurden bereits in Heidelberg in ihrer Forschertätigkeit von Kraepelin gefördert. 1903 bis 1922 leitete Kraepelin schließlich als Ordinarius für Psychiatrie die Münchener Universitätsnervenklinik. 1917 gründete er die „Deutsche Forschungsanstalt für Psychiatrie (Kaiser-Wilhelm-Institut)", das spätere Max-Planck-Institut, das er auch nach seiner Emeritierung weiter leitete. 1922 legte er die Leitung der Klinik nieder. Kraepelin starb am 7. Oktober 1926 in München.

Es war nicht Kraepelin selbst, der den Begriff „Dementia praecox" schuf, sondern er übernahm ihn von Morel (1852, 1860, Démence précoce) aus der französischen Psychiatrie. Morel bezeichnete mit dem Begriff eine weitgehende Immobilisierung sämtlicher Fähigkeiten vormals gesunder junger Menschen. Auch wurde er bereits von Pick (1891) im Sinne degenerativer Prozesse benutzt. Auf die Bedeutung der Degenerationslehre durch Morel und Magnan wurde bereits verwiesen. Während Kraepelin den Begriff der Dementia praecox 1893 in der vierten Auflage erstmals erwähnte und darunter „hebephrene" Entwicklungen im Sinne der durch Morel und Kahlbaum konzipierten Störungen und eine „subakute Entwicklung eines eigenartigen, einfachen geistigen Schwächezustandes im jugendlichen Alter" verstand, fasste er die Erkrankung in der fünften Auflage 1896 unter die „Verblödungsprozesse" bei „Stoffwechselerkrankungen".

Die Begriffe Hebephrenie, Katatonie und „Dementia paranoides" tauchten bereits auf, allerdings noch nicht in der späteren Form. In der sechsten Auflage 1899 bekam die Dementia praecox als eigenständige Erkrankung ihre prinzipiell auch heute noch gültige Form und wurde nicht mehr unter der Sammelüberschrift der „Stoffwechselerkrankungen" geführt, unter der eine Auflage zuvor neben den „Verblödungsprozessen" (Dementia praecox, Katatonie, Dementia paranoides) auch das „myxödematöse Irresein", der „Cretinismus" und die „Dementia paralytica" beschrieben worden waren. In der sechsten Auflage 1899 wurde die Dementia praecox zum Oberbegriff für die Hebephrenie, die Katatonie und die Dementia paranoides. So ist die Einteilung im Wesentlichen noch heute. In der achten Auflage (1909-1915) beschrieb Kraepelin die Dementia praecox unter den „Endogenen Verblödungen", zu denen er auch die „Paraphrenien" zählte, sie jedoch von der Dementia praecox unterschied. In dieser - der letzten zu Lebzeiten Kraepelins erschienenen - Auflage wird die Dementia praecox in zehn Unterformen aufgegliedert. Die Entwicklung des Krankheitsbegriffes im Werk Kraepelins ist wesentlich zum Verständnis der heutigen Auffassung der Erkrankung. Am klarsten erscheint die Dementia praecox in der sechsten Auflage 1899. Ohne eine irreführende Überschrift wird die Dementia praecox in die noch heute bekannte Unterteilung in Hebephrenie, Katatonie und Paranoide Form festgeschrieben. Da diese Unterteilung nur kompromisshaft war und vielfache Überschneidungen und Unschärfen bot, veranlasste dies Kraepelin dazu, die eigene Einteilung, die sich in der zeitgenössischen Psychiatrie zunehmend durchsetzte und auch von dem Schweizer Psychiater Eugen Bleuler weitgehend akzeptiert wurde, durch die Einführung weiterer Untergruppen zu verkomplizieren.

Die Einteilung in der achten Auflage (1909-1915) erinnert schon fast an die spätere Einteilung der endogenen Psychosen durch Karl Leonhard (1957), der allerdings 40 verschiedene Unterformen annahm und so die klinische Routinediagnostik hoffnungslos überforderte und für diese in der gesamten klinischen Komplexität unbrauchbar wurde. Ähnlich scheint es auch der letzten Fassung der Dementia praecox ergangen zu sein, indem die Einteilung in

Tab. 8: Entwicklung der Dementia praecox im System Kraepelins

Fünfte Auflage 1896	Sechste Auflage 1899	Achte Auflage 1909-1915
Die Stoffwechselerkrankungen	Die Dementia praecox	Die endogenen Verblödungen
a) Das myxödematöse Irresein b) Der Cretinismus c) Die Verblödungsprocesse • Die Dementia praecox (Hebephrenie) • Die Katatonie • Die Dementia paranoides d) Die Dementia paralytica	1) Hebephrenische Formen 2) Katatonische Formen 3) Paranoide Formen (Dementia paranoides, phantastische Verrücktheit)	Die Dementia praecox 1) Dementia simplex 2) Läppische Verblödung (Hebephrenie) 3) Depressive Verblödung (Stupor) 4) Depressive Verblödung mit Wahnbildung 5) Zirkuläre Form der Dementia praecox 6) Agitierte Form 7) Periodische Form 8) Katatonie 9) Paranoide Form 10) Sprachverwirrtheit (Schizophasie) Die Paraphrenien

zehn Unterformen sich in der klinischen Diagnostik nicht durchsetzen konnte. Spätestens 1911, als Bleuler die Einteilung Kraepelins übernommen, durch die „Schizophrenia simplex" ergänzt und von der „Gruppe der Schizophrenien" sprach, war es ohnehin klar, dass Überschneidungen innerhalb der Gruppe vorkamen und eine weitergehende Unterdifferenzierung machte allein deshalb wenig Sinn. Sämtliche Unterformen, die in der achten Auflage differenziert wurden, konnten zwanglos auch in das einfache System der sechsten Auflage integriert werden.

Kraepelin nahm einen großen Anteil der Vererbung bei der Genese der Dementia praecox an, hier übernahm er neben der Krankheitsbezeichnung auch inhaltliche Aspekte von Bénédict Morel und dessen Degenerationslehre. Die Degenerationslehre bei Morel ist noch von religiösen Gedanken durchzogen, Magnan säkularisierte diese Ideen. Auf die unselige Rolle, welche die Vermischung von Degenerationslehre und Sozialdarwinismus in der ersten

Hälfte des 20. Jahrhundert spielte, wurde bereits hingewiesen. Erheblichen Einfluss bei der Entwicklung der neuen Erkrankung hatten darüber hinaus Hecker mit seiner Beschreibung der Hebephrenie (1871) und Kahlbaum mit der Katatonie (1874). Die Zusammenfassung und Konzeptionalisierung als „Krankheitseinheit" mit den beschriebenen Untergruppen, erweitert um die paranoiden Formen, stammt von Kraepelin (1899). Karl Ludwig Kahlbaum (1828-1899) und Ewald Hecker (1843-1909) waren nicht nur Namensgeber der Unterformen der Dementia praecox, sondern sie entwickelten ein Krankheitskonzept, auf das sich Kraepelin berief.

Ewald Hecker erhielt von seinem Freund und Vorgesetzten in der Privaten Krankenanstalt Görlitz, Karl Ludwig Kahlbaum, die Genehmigung, die „Hebephrenie" oder das „Pubertäts-Irresein" (Hebe = griechische Göttin der Jugend) als neue Krankheitsbezeichnung in der Zeitschrift „Virchows Archiv" 1871 zu veröffentlichen. Kahlbaum selbst war zu seinen Lebzeiten eher ein Außenseiter der Psychiatrie, er prägte in seinem Krankheitssystem eine Vielzahl eigenartiger Begriffe, die größtenteils späterem Vergessen anheim fielen. Auch die universitäre Psychiatrie versagte ihm die Anerkennung. Der psychiatrische Begriff, der mit Kahlbaum untrennbar verbunden ist, ist die Katatonie, die er auf Drängen seines Freundes Hecker 1874 als Monographie unter dem Titel „Die Katatonie oder das Spannungsirresein" im Verlag Hirschwald in Berlin veröffentlichte. Kahlbaum schrieb: „Die Katatonie ist eine Gehirnkrankheit mit zyklisch wechselndem Verlauf, bei der die psychischen Symptome der Reihe nach das Bild der Melancholie, der Manie, der Stupescenz, der Verwirrtheit und schließlich des Blödsinns darbieten, von welchen psychischen Gesamtbildern aber eins oder mehrere fehlen können, und bei der neben den psychischen Symptomen Vorgänge in dem motorischen Nervensys-

Tab. 9

Stadienhafter Verlauf der Katatonie (n. Kahlbaum 1874)	
1. Einfache Melancholie	[verwandt mit heutiger „Depression"]
2. Tobsucht	[verwandt mit heutiger „Manie"]
3. Melancholia attonita	[stuporös-katatones Stadium i.e.S.]
4. Blödsinn	[verwandt mit heutiger „Residualsymptomatik"]

tem mit dem allgemeinen Charakter des Krampfes als wesentliche Symptome erscheinen". Die Beschreibung der Katatonie als stadienhaftes Geschehen erinnert noch sehr an das Konzept der Einheitspsychose (Guislain, Zeller, Griesinger etc.) von dem sie sich jedoch durch die Abtrennung der Katatonie als „Krankheitseinheit" gleichzeitig abgrenzte.

Kahlbaum schuf die Krankheitsform der Katatonie durch seine streng empirische „klinische Methode", die neben der aktuellen Querschnittssymptomatik auch den Krankheitsverlauf im Längsschnitt berücksichtigte; er sah dabei Analogien zur progressiven Paralyse. Er nahm eine multifaktorielle Genese der Erkrankung an.

Tab. 10

Symptome der „Katatonie" (n. Kahlbaum 1874)
Epileptiforme Anfälle, Initialmelancholie, schweigsam („Mutacismus"), reglos, starr, reaktionslos, Flexibilitas cerea, Exaltation, Manie, Pathos, Redesucht, Wort- und Redewiederholung, Redekrampf (Verbigeration), Ideenflucht, Diminutiva, Gedankenstillstand, Halluzination, Wahnideen, religiöse Symptome, Negativismus, Bewegungsstereotypien, Nahrungsverweigerung, Bizarrerien und Gewohnheitssucht, Mobilitätsstörungen, Sensibilitätsstörungen, trophische Störungen, vegetative Störungen, komplizierende Krankheiten

Bei der Konzeption der Katatonie stand die Idee der „Einheitspsychose" mit ihrem stadienhaften Verlauf unverkennbar Pate, auch wenn Kahlbaum sie inhaltlich als eigenständige und abgrenzbare Krankheitseinheit beschrieb. Kahlbaum neigte weder zu einer Aufteilung der psychiatrischen Erkrankungen in eine unübersehbare Vielzahl spekulativer Einzelerkrankungen, noch bekannte er sich zu der Idee der alle psychischen Erkrankungen umfassenden „Einheitspsychose". Kahlbaum wird heute als ein „moderner Psychiater" mit einem medizinischen Krankheitsverständnis angesehen, der eine multifaktorielle Krankheitsgenese anerkannte, von der Idee der „Krankheitseinheit" (Zustandsverlaufseinheit) ausging, eine „klinische Methode" (Symptomenkomplexe, Stadien, Langzeitverlauf, Prognose) und eine klinische Systematik entwickelte.

Auch die Hebephrenie, deren Idee Kahlbaums von Hecker aufgegriffen und bereits 1871 publiziert wurde, ist von Anlehnungen an die „Einheitspsychose" durchwoben, wie die Beschreibung Heckers zeigt: „Die vor allem wesentlichsten Merkmale der Hebephrenie sind: ihr Ausbruch im Anschluss an die Pubertät, das sukzessive oder wechselnde Auftreten der verschiedenen Zustandsformen (Melancholie, Manie und Verwirrtheit), ihr enorm schneller Ausgang in einen psychischen Schwächezustand und die eigentümliche Form dieses Terminalblödsinns, dessen Anzeichen schon in den ersten Stadien der Krankheit sich erkennen lassen." Auch Kahlbaum selbst beschrieb 1889 die Symptome der Erkrankung: „[Die] Hebephrenie zeigt [..] einen ziemlich regelmäßigen Verlauf durch verschiedene Stadien. Es leitet sich die Krankheit durch Verstimmungszustände ein, an welche sich Zustände der Tobsucht anschließen, in welchen die betreffenden Kranken nicht nur allerhand ungehöriges Tun in gewaltsamer Weise ausführen, sondern auch oft expansiven Gefühlsinhalt, Ideenflucht und alles was zum Krankheitsbilde der Manie gehört, erkennen lassen. Nach Aufhören dieses Höhenstadiums tritt allgemeine Verwirrtheit auf und eine mehr oder weniger weit gehende geistige Verkümmerung." Kahlbaum fügte 1889 der Hebephrenie noch die „Heboidophrenie" oder das „Heboid", das „Jugendhalbirresein" zu, die sich von der Hebephrenie durch einen günstigeren Verlauf unterscheiden sollte.

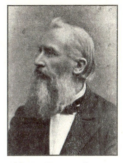

Abb. 39: Konzept der Katatonie: K. Kahlbaum

Kahlbaum und Hecker waren also wichtige Vorläufer für das System Kraepelins und die Konzeptualisierung der Dementia praecox 1899 als eigenständige Erkrankung. Die Bedeutung Kraepelins für die psychiatrische Entwicklung ist immens. Zeitgenossen (z. B. Weygandt) sprechen davon, dass es eigentlich erst Kraepelin gewesen sei, der die Psychiatrie aus einem „chaotischen Zustand zu einem wissenschaftlichen System" gebracht habe. Von jeglicher Mystifikation oder spekulativen Ansätzen entzaubert, entwickelte Kraepelin seine Systematik. Er wandte sich einerseits scharf gegen noch gängige einheitspsychotische Vorstellungen und andererseits gegen eine „Hirnmythologie" Meynerts oder Wernickes. Kraepelins Einteilung der Dementia praecox finden sich einschließlich der von ihm betonten Verlaufsaspekte und modifiziert in den heutigen Konzepten der operationalisierten Diagnosemanuale der ICD-10 und des amerikanischen DSM-IV. Für diese Entwicklung wurde der Begriff des „Neo-Kraepelinianismus" geprägt. Obwohl bereits zeitgenössische Skeptiker wie der Freiburger Ordinarius Alfred Hoche (1865-1943) die abgegrenzten Krankheitsentitäten Kraepelins als zu „spekulativ" ablehnten, setzte sich der Ansatz Kraepelins durch. Der Psychiatriehistoriker Shorter schreibt, dass Kraepelin der „ersten biologischen Psychiatrie" den Todesstoß versetzte, nicht weil er nicht an biologische Ursachen geglaubt hätte, sondern weil er die Ursachenforschung hinter die Verlaufsforschung und -diagnostik zurückstellte.

Die bis dahin bestehende Fülle von Krankheitskonzepten von der Einheitspsychose über eine Vielzahl vermeintlicher Krankheitseinheiten, Versuche psychologisch-moralischer Natur bis hin zu hirnpathologischen Klassifikationen wurde von Kraepelin einer strengen, an Krankheitsverläufen empirisch begründeten Einteilung unterworfen. Kraepelin führte über jeden seiner Kranken aus der Münchener Klinik anhand von „Zählkarten" genau Buch über den Verlauf der jeweiligen Krankheit. Die so entwickelte „Kraepelinsche Regel" fußt auf der Dichotomie der endogenen Psychosen und besagt, dass die „Dementia praecox" genannte Erkrankung einen ungünstigen Krankheitsverlauf mit Residual- bzw. „Defektsymptomen" nimmt, während die phasisch verlaufende „Manisch-depressive Erkrankung" (bipolare affektive Störung) dagegen einen günstigen Verlauf und Ausgang zeigt. Grob vereinfachend kann dabei Kraepelins System wie folgt beschrieben werden: Die „endogenen Psychosen" - die Gegenüberstellung von „endogenen" und „exogenen" Psychosen stammt 1892 von Möbius - wurden einerseits in das „Manisch-depressive Irresein" mit guter Prognose und andererseits in die „Dementia Praecox" mit schlechter Prognose aufgeteilt. Die „Dementia praecox", welche die Katatonie und Hebephrenie mit einschloss, wurde so per definitionem zu einer unheilbaren Erkrankung mit schlechtem Verlauf. Nach Kraepelin wären demnach Heilungsversuche oder auch präventive Maßnahmen zur Verhinderung dieser schweren Erkrankung recht unsinnig, da es sich in seiner Konzeption um ein unweigerlich fortschreitendes Leiden handelte. Die Behandlung hätte sich demnach auf tertiärpräventive Maßnahmen - also die Behandlung chronischer Leiden - beschränken müssen. Diese Ansicht führte zu einer therapeutischen Einstellung, die auch als „therapeutischer Nihilismus" bezeichnet wurde.

Erweiterung des Systems von Emil Kraepelin durch Eugen Bleuler

Es dauerte nach der Konzeption der Dementia praecox durch Kraepelin 1893 und 1899 noch weitere zehn Jahre, bis der Schweizer Psychiater Eugen Bleuler (1857-1939) Kraepelin in der Annahme des postulierten regelhaft schlechten Verlaufs der „Dementia praecox" energisch widersprach. Er war Klinikdirektor des „Burghölzli" bei Zürich und besonders der Alkoholbekämpfung widmete er - wie auch Kraepelin und sein eigener Vorgänger am Burghölzli, Auguste Forel - große Aufmerksamkeit. Er war einfach und klar in seiner Sprache. Besonders seine Bescheidenheit und Bodenständigkeit werden von seinen Biographen erwähnt; so sei er von hochrangigen Delegationen, die das Burghölzli besuchten, des Öfteren allein aufgrund seines bescheidenen Auftretens nicht als der „große und berühmte Psychiater" erkannt worden. Eugen Bleuler war darüber hinaus als einziger deutschsprachiger psychiatrischer Ordinarius den psychoanalytischen Ideen Sigmund Freuds (1856-1939) gegenüber aufgeschlossen. Dies mag auch daran gelegen haben, dass Carl Gustav Jung (1875-1961) Assistent und Oberarzt Bleulers im Burghölzli (1900-1909) war. Gemeinsam mit Sigmund Freud gab Bleuler zwischen 1909 und 1913 die Jahrbücher für psychoanalytische und psychopathologische Forschung heraus. Die Wertschätzung der Psychoanalyse war jedoch keine blinde Gefolgschaft, Bleuler kritisierte deutlich eine zu weite Ausdehnung analytischer Theorien auf schizophrene Symptome. Bei einigen akzessorischen Symptomen ließ er aber durchaus eine Übertragbarkeit psychoanalytischer Ideen auf die Schizophrenie gelten. Die erste Auflage seines berühmten Lehrbuches für Psychiatrie erschien 1916. Die „Dementia praecox" mit den Unterformen Katatonie, Hebephrenie und Dementia paranoides, wurde von Bleuler erstmals 1908 als „Schizophreniegruppe" und 1911 als „Gruppe der Schizophrenien" in Gustav Aschaffenburgs (1866-1944) „Handbuch der Psychiatrie" bezeichnet. Dieser Begriff erschien ihm prognostisch weniger deterministisch und zielte mehr auf den Kern der Erkrankung, wie Bleuler ihn sah: „In jedem Fall besteht eine mehr oder weniger deutliche Spaltung der psychischen Funktionen. [..] Die Persönlichkeit verliert ihre Einheit." Bleulers Weg zur Schizophreniediagnose war durch die Betonung der Heterogenität eher ein syndromatologischer Ansatz. Der durch ihn geprägte Krankheits-

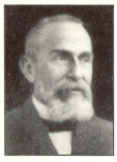

Abb. 40: Die Gruppe der Schizophrenien: E. Bleuler

begriff „Schizophrenie" („Spaltungsirresein") wird auch als „Morbus Bleuler" bezeichnet.

Im Gegensatz zu Kraepelin, der die Erkrankung diagnostisch vom (schlechten) Längsschnittverlauf abhängig machte, diagnostizierte Bleuler im Querschnitt psychopathologisch. Er diagnostizierte eine Schizophrenie v. a. nach den „Grundsymptomen" (Assoziationsstörung, Affektstörung, Autismus, Ambivalenz), von denen er annahm, dass diese im Verlauf der Erkrankung immer vorhanden seien. Diese Grundsymptome grenzte er von den „akzessorischen Symptomen" ab, die zwar häufig, keineswegs aber immer und obligat vorhanden seien. Als Erkrankungsform, in der lediglich die Grundsymptome vorhanden seien, erkannte er die „Schizophrenia simplex". Die Grundsymptome sind auch als „die vier A´s der Schizophrenie" bezeichnet worden. Daneben sind aber noch eine Reihe anderer weniger bekannter Symptome, wie Störungen des Willens, der Person, des Handelns oder die Ausbildung einer Demenz von Bleuler als Grundsymptome beschrieben worden. Diesen Grundsymptomen stellte Bleuler die in der Erscheinung oft viel auffälliger und dramatisch verlaufenderen „akzessorischen Symptome" wie Wahn oder Halluzinationen gegenüber. Bleulers zusätzliche Einteilung in „primäre Symptome", die direkte Krankheitsfolgen seien, wie z. B. die Assoziationsstörung und andererseits „sekundäre Symptome" wie z. B. eine wahnhafte Verarbeitung aufgrund der gestörten Assoziationsfähigkeit, machten ein psychologisches und psychotherapeutisches Herangehen an die Erkrankung erst möglich.

Bleulers Beschreibung der „Gruppe der Schizophrenien" und seine Einteilung in Grund- und akzessorische Symptome gehören auch heute noch zu den Grundpfeilern der Schizophreniediagnostik. Im Gegensatz zu Kraepelin ergibt sich bei Eugen Bleuler dabei ein weit gefasster Schizophreniebegriff unter Einschluss psychologischer Zusammenhänge. Das System der Dementia praecox bzw. der Schizophrenie Kraepelins und Bleulers mit den Krankheitsunterformen Hebephrenie, Katatonie, paranoid-halluzinatorischem Syndrom und erweitert durch die Schizophrenia simplex setzte sich in den folgenden Jahren weltweit durch, bis auf die Ausnahme Frankreichs. Die französische Psychiatrie empfand vor allem die Systematik Kraepelins als zu statisch und deterministisch. Kraepelin stand fest auf dem Boden der Empirie und der klinischen Beobachtung. Er war jederzeit in der Lage, sein System diesen Determinanten anzupassen, wie die mannigfachen Änderungen im Laufe der verschiedenen Auflagen beweisen. Bleuler erweiterte das System Kraepelins durch die Theorie der primären und sekundären Symptome und seine Nähe zur Psychoanalyse, die in Deutschland von der akademischen Universitätspsychiatrie ganz überwiegend schroff abgelehnt wurde.

Meister der Psychopathologie: Die Heidelberger Psychiater

In Heidelberg, der Universitätsklinik, der auch Kraepelin von 1891-1903 als Ordinarius vorstand, entwickelte sich nach Kraepelins Wechsel nach München eine besondere psychopathologische Tradition, die mit den Namen Gruhle, Wilmanns, Homburger, Mayer-Gross, Jaspers, Schneider, Beringer, Wetzel, Kronfeld, Ranke und vielen anderen verbunden ist. Nach Kraepelins Weggang gab zunächst Karl Bonhoeffer 1904 ein kurzes Gastspiel auf dem Heidelberger Ordinariat, bevor er zunächst nach Breslau und 1912 nach Berlin wechselte. In Heidelberg wurde Kraepelins langjähriger Weggefährte Franz Nissl Ordinarius der Psychiatrischen und Neurologischen Klinik, dem 1918 Karl Wilmanns folgte. 1933 bis 1945 wurde der Nationalsozialist Carl Schneider ins Amt gehoben, ihm folgte Kurt Schneider bis 1955. Nissl war Grundlagenforscher, hirnanatomisch und histopathologisch interessiert. In der Heidelberger Klinik versuchten seine Mitarbeiter, die Gräben zwischen den hirnorganisch und psychologisch orientierten Wissenschaftlern durch die Entwicklung einer systematischen und wissenschaftlichen Psychopathologie zu überbrücken. Vor allem das epochale Werk „Allgemeine Psychopathologie" von Karl Jaspers ist an dieser Stelle zu erwähnen, welches seine Erstauflage 1913 erlebte. Schizophrene Symptome wurden klar definiert. Dies äußerte

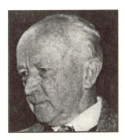

Abb. 41: H.W. Gruhle

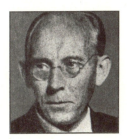

Abb. 42: K. Wilmanns

sich in einer analytisch-deskriptiven, an empirischer Überprüfung orientierten Psychopathologie. Die „Unterbrechung der Sinnkontinuität" wurde für die Psychiatrie im Sinne von Jaspers und später auch Schneider zum Unterscheidungsmerkmal zwischen krankhaftem „Prozess" und psychologisch verstehbarer „Entwicklung". Jaspers ging davon aus, dass der psychisch kranke Mensch als Individuum in seiner Gesamtheit nicht durch klinisch-psychiatrische Einzelwissenschaften, sondern nur durch eine Synthese zu erfassen sei. Jede Einzelwissenschaft müsse sich daher ihrer Methodik und der eigenen Grenzen bewusst sein. Die von Jaspers eingeführte „Methode des Genetischen Verstehens" basiert auf ein „Sich-Hinein-Versetzen" in den psychisch Kranken. Es bedeutet eine Einfühlung in den „Konnex des seelischen Lebens" und es kommt zu einem Verstehen, wie „Seelisches aus Seelischem hervorgeht".

Der genetisch „verstehenden Psychologie" setzt Jaspers die kausal „erklärende Psychologie" gegenüber. Dies wird auch als das „Jaspers-Theorem" bezeichnet. Während die Ausbildung einer Neurose z. B. lebensgeschichtlich im Sinne einer psychischen Entwicklung verständlich ist, ist die Entwicklung einer schizophrenen Psychose als ein krankhafter „Prozess" unverständlich und allenfalls mit Hilfe der Einzelwissenschaften als Krankheitsgeschehen kausal erklärbar. Neben der damit postulierten psychologischen Unverstehbarkeit des Hereinbrechens eines als endogen angenommenen schizophrenen Prozesses hatte das Jaspers-Theorem auch Auswirkungen auf das Konzept der Depressionen. Verstehbarkeit wird zum Kennzeichen der „neurotischen Depression", während die „endogene Depression" - ähnlich wie die Schizophrenie - unverstehbar bleibt und allenfalls als endogener Krankheitsprozess kausal erklärbar wird.

Degenerationslehre und Krankenmord

Viele bedeutende Wissenschaftler der Heidelberger Psychiatrie waren Verfolgungen der Nationalsozialisten ausgesetzt, deren einzelne Aufzählung den Rahmen des Buches sprengen würde. Der Nationalsozialist Carl Schneider hatte den Posten des Ordinarius als Nachfolger von Karl Wilmanns bekommen, der 1933 „aus politischen Gründen" entlassen worden war. Die Gefahr, die in einer vermeintlich fortschreitenden „Degeneration" ganzer Bevölkerungsteile oder „Rassen" gesehen wurde, verband sich mit aufkommenden sozialdarwinistischen Thesen zu einer unheilvollen Mischung, in deren Tradition auch die nationalsozialistische Gesetzgebung in Deutschland zur Euthanasie und die Tötung der sogenannten „Ballastexistenzen" (Hoche) stehen. Das Beispiel der Degenerationslehre zeigt eindringlich die Gefahren eines ideologischen Missbrauches von wissenschaftlichen Theorien auf. Dass diese Lehre zudem auf falschen Annahmen beruhte und sich nicht verifizieren ließ, tat der unter der nationalsozialistischen Propaganda geschürten Popularität keinen Abbruch.

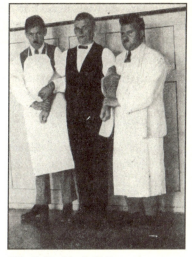

Abb. 43: Psychiatrie 1941: Anleitung für Pfleger

Die „Dementia praecox" fiel als „vorzeitige Verblödung" in den Vorstellungen der politischen Machthaber unter die Degeneration und stellte somit eine Gefahr für den „gesunden Volkskörper" dar. „Psychopathologische Feinheiten" der sich entwickelnden psychiatrischen Diagnostik spielten bei der Tötung psychiatrischer Patienten unter der nationalsozialistischen Herrschaft keine Rolle. Bereits bei der „Gesetzgebung zur Verhütung erbkranken Nachwuchses" von 1933 wurde die Dementia praecox/Schizophrenie aufgeführt. Im selben Jahr wurden die Finanzmittel für die Heil- und Pflegeanstalten um 20 % gekürzt. Die Zwangssterilisationen psychisch kranker Menschen begannen ab 1934, ihnen fielen bis 1945 ca. 360.000 Menschen zum Opfer. Allerdings waren Sterilisationen gegen den Willen der Betroffenen kein deutscher Alleingang, auch in den USA, der Schweiz, skandinavischen und baltischen Staaten wurde diese Maßnahme praktiziert. Die Ärzte waren fortan zur Meldung verpflichtet. Die meldepflichtigen Erkrankungen, die eine Zwangssterilisation nach sich zogen, waren im Einzelnen:

„Angeborener Schwachsinn, Schizophrenie, zirkuläres Irresein, erbliche Fallsucht, Chorea Huntington, erbliche Blindheit, erbliche Taubheit, schwere körperliche Missbildung, schwerer Alkoholismus."

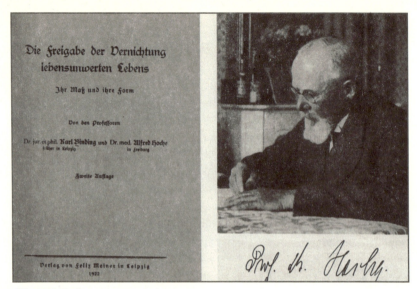

Abb. 44: E. Hoche

Besonders die Verbindung zwischen der von der zeitgenössischen Psychiatrie aufgegriffenen Degenerationslehre und populären sozialdarwinistischen Theorien spielten aus der heutigen Perspektive eine unselige Rolle. Nicht übersehen werden darf der immense Einfluss der darwinschen Theorien im ausgehenden 19. Jahrhundert und zu Beginn des 20. Jahrhunderts. Durch die Arbeiten Darwins (1809-1882) und seiner Abstammungslehre veränderte sich das Menschenbild nachhaltig. Die Vermischung verschiedener Theorien unterschiedlichen Wahrheitsgehaltes unter ideologischen Gesichtspunkten führte schließlich zur Katastrophe. Die Theorie der psychischen Degeneration setzte sich nicht nur in akademisch führenden Psychiaterkreisen, sondern besonders in der öffentlichen Meinung durch. Der Wiener Ordinarius Richard Freiherr v. Krafft-Ebing (1840-1903) war einer der bekannten deutschsprachigen Psychiater, der die Degenerationslehre populär machte. In England wurde sie durch Henry Maudsley (1835-1918) vertreten, in Nordamerika zeitweise durch Adolf Meyer (1866-1950). Auch muss man feststellen, dass Emil Kraepelin, der 1926 starb, nicht immun gegen den Gedanken der Degeneration war. Trotz gemeinsamer Wurzeln soll aber nicht verschwiegen werden, dass natürlich deutliche Unterschiede zwischen einer Akzeptanz des Degenerationsgedankens, der Zwangssterilisation und schließlich dem Mord an kranken Menschen bestehen.

Geht man vom beispiellosen Zynismus eines Menschenbildes aus, welches Patiententötungen beinhaltet, findet man keine Parallelen in der Psychiatriegeschichte zu den Gräueln des NS-Regimes. Man ist versucht, Vorläufer zu suchen, ob das Unfassbare tatsächlich eine singuläre, über die Patienten „hereingebrochene" und abgrenzbare Episode ist oder ob sich nicht doch Entwicklungslinien aufzeigen lassen. Man stößt dabei neben Degenerationslehre und Sozialdarwinismus auch auf die brutal anmutenden Behandlungsmethoden des frühen 19. Jahrhunderts mit ihren Zwangsapparaten, Drehmaschinen und anderen Geräten. Aber es war auch bei den brachialen Methoden der Psychiatrie immer Ziel gewesen, die Kranken „zur Vernunft" zu bringen. Die Krankenmorde des Nationalsozialismus stehen nicht in dieser Tradition, sondern sind in der Einstellung der Nationalsozialisten zu „unheilbaren" Erkrankungen zu sehen.

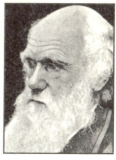

Abb. 45: C. Darwin

Ein in Sprache und Einstellung chronisch psychiatrischer Menschen gegenüber übles „literarisches" Machwerk stammte 1920 aus der Feder des Juristen Binding und des Psychiaters Hoche („Die Freigabe zur Vernichtung lebensunwerten Lebens"). Hier wurde unter dem Deckmantel des Mitleides und bei offener Erwähnung der kostenintensiven Behandlung und Versorgung chronisch psychisch Kranker deren „Vernichtung" propagiert. Gipfel der sprachlichen Verrohung war der Begriff der „Ballastexistenzen".

1939 erfolgte ein „Erlass über die Meldepflicht geistig bzw. körperlich behinderter Neugeborener", der ca. 5.000 Kinder und Jugendliche zum Opfer fielen. 1939 unterzeichnete Hitler den „Gnadentoderlass", der in die sogenannte „Aktion T4" (benannt nach der Zentrale in der Berliner Tiergartenstraße 4) zwischen 1939 und 1941 mündete:

„Reichsleiter Bouhler und Brandt sind unter Verantwortung beauftragt, die Befugnisse namentlich zu bestimmender Ärzte so zu erweitern, dass nach menschlichem Ermessen unheilbar Kranken bei kritischster Beurteilung ihres Krankheitszustandes der Gnadentod gewährt werden kann."

Der Erlass bezog sich auf:
- Kriminelle Geisteskranke
- Nichtdeutsche oder „nicht artverwandte" Patienten
- Über fünf Jahre hospitalisierte Patienten
- Nicht arbeitende Patienten mit: Schizophrenie, Epilepsie, senilen Erkrankungen, therapierefraktärer progressiven Paralyse, Lues, Schwachsinn, Encephalitis, Chorea Huntington, anderen neurologischen Endzuständen.

Vier externe Gutachter stuften die Fälle anhand der zugesandten Meldebögen ohne persönliche Untersuchung der Patienten ein. Danach schickte die T4-Zentrale „Transportlisten" und wenige Tage später wurden die Patienten in die Tötungsanstalten oder zunächst in sogenannte „Zwischenanstalten" verlegt.

Im August 1941 erfolgte schließlich der Stopp der „offiziellen" Tötungsaktionen. Man geht von ca. 70.000 ermordeten Patienten bis zu diesem Zeitpunkt aus. Danach ging die Ermordung der Patienten bis 1945 in weniger straff organisierter Form weiter. Die Bilanz dieser unfassbaren Tötungen beträgt nach Quellenangaben insgesamt ca. 170.000 kranke Menschen. Viele schizophrene Patienten waren unter den Opfern. Die Gräuel der Vergangenheit müssen uns heute Verpflichtung sein. Die Euthanasiegutachter wurden nach dem Krieg in den „Nürnberger Prozessen" angeklagt, sofern man ihrer habhaft wurde oder sie sich nicht suizidiert hatten (Max de Crinis, Carl Schneider). Einer der Haupttäter, Paul Nitsche, wurde 1948 hingerichtet. Es bleibt noch zu erwähnen, dass viele in die Tötungsaktionen Verstrickte nach dem Krieg in Revisionsprozessen freigesprochen wurden und z. T. sogar wieder in alte Positionen eingesetzt wurden.

Es ist nur zu verständlich, dass nach den Untaten im Namen der Psychiatrie dieser lange niemand mehr Vertrauen in Deutschland entgegenbringen wollte. Zudem hatte das Regime dafür gesorgt, dass viele gute Ärzte nicht mehr in Deutschland aktiv waren. Allein in den ersten Jahren der nationalsozialistischen Herrschaft wurden über 400 medizinische Hochschullehrer entlassen, darunter über 60 habilitierte Nervenärzte. Die Voraussetzung, jüdische Intellektuelle aus ihrem Amt zu entfernen, bot das 1933 erlassene „Gesetz zur Wiederherstellung des Berufsbeamtentums". Spätestens 1938 verloren die jüdischen Ärzte ihre Approbation und damit auch ihre materielle Existenzgrundlage. Viele Neurologen und Psychiater emigrierten, viele davon in die USA. Besonders Psychoanalytiker wurden in Scharen in die Emigration getrieben, prominentester Vertreter war Sigmund Freud (1856-1939). Andere prominente Psychiater, die das Land verließen waren u. a. Friedrich H. Lewy (1885-1950), Erwin Strauss (1891-1975), Wilhelm Mayer-Gross (1889-1961). Viele andere Psychiater begingen Suizid oder wurden gar ermordet.

Nach 1945: Auferstanden aus Ruinen?

Nach der Barbarei während des NS-Regimes hatte die deutsche Psychiatrie nachvollziehbarer Weise ihre führende Stellung verloren. Zu dem ersten Weltkongress für Psychiatrie 1950 in Paris wurden deutsche Vertreter nicht eingeladen. Gleichwohl versuchte man in Deutschland, an bessere Traditionen wieder anzuknüpfen. Die Heidelberger Psychiatrie erlebte durch Kurt Schneider eine erneute Blütezeit. Neben Karl Jaspers, der aber längst nicht mehr psychiatrisch tätig war, vertrat Kurt Schneider in Heidelberg die phänomenologische Richtung der Psychiatrie. Es wurde Wert auf die Form des Psychotischen, weniger auf den Inhalt gelegt. Die „endogenen" Erkrankungen (Schizophrenie und Zyklothymie) wurden als organische Störungen des Zentralnervensystems (Somatosepostulat) mit noch unbekannter Ursache verstanden. Schneiders Lehrbuch, die „Klinische Psychopathologie" ist weitgehend frei von Spekulationen. Er ging von einer klaren differenzialdiagnostischen Abgrenzung zwischen den „Psychopathien" und den „endogenen Psychosen" aus. Zwischen den Psychosen untereinander (Zyklothymie, Schizophrenie) sah er demgegenüber lediglich eine „Differenzialtypologie".

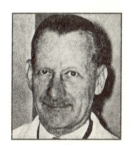

Abb. 46: K. Schneider

Kurt Schneider entwickelte die bekannten „Symptome ersten Ranges" in der Schizophreniediagnostik. Diese sind charakteristische schizophrene Symptome, die Verwechslungen zwischen psychopathischen Erscheinungen und Zyklothymien ausschließen sollen. Genau gegensätzlich zu Bleuler maß er den paranoid-halluzinatorischen Symptomen und den psychotischen Beeinflussungserlebnissen eine höhere diagnostische Gewichtung bei als den Affekt- und Assoziationsstörungen. Da aber bei den meisten schizophrenen Patienten sowohl Erstrangsymptome im Sinne Schneiders und Grundsymptome im Bleulerschen Sinne vorhanden sind, hielten sich die Unterschiede in der praktischen Diagnostik in Grenzen. Trotzdem gab es z. T. beträchtliche Unterschiede dessen, was in der Folgezeit mit dem Begriff „schizophren" gemeint war. Im Unterschied zu Kraepelin ging Kurt Schneider bei der Schizophreniediagnose nicht streng von der Idee der „natürlichen" Krankheitseinheit aus. Er bezeichnete pragmatisch beim Vorliegen von Erstrangsymptomen im Querschnitt die Erkrankung „Schizophrenie". Bei allen sonstigen Unterschieden zu Bleuler ähneln sich in dieser Hinsicht beide Autoren. Das Schizophreniekonzept Schneiders gilt auch als Vorläufer einer operationalisierten Diagnostik. Sowohl ICD-10 als auch DSM-III/IV stützen sich neben Grundsymptomen Bleulers und einem einmonatigen (ICD-10) bzw. sechsmonatigen (DSM-III/IV) Verlaufskriterium (sogenannter „Neo-Kraepelinismus") auf die Erstrangsymptome Schneiders. Diese Symptome besitzen nach wie vor in der modernen Schizophreniediagnose Geltung. Darüber hinaus ist Schneiders psychopathologische „analytisch-deskriptive Methode" auch heute noch wichtig, wenn es um den Versuch einer exakten psychiatrischen Diagnostik geht. Hier ist die „Klinische Psychopathologie" eine wahre Fundgrube. Die Psychopathologie kann nicht aus dem Kompendium der ICD-10 gelernt werden, sondern nach wie vor von Autoren wie Kurt Schneider und Karl Jaspers.

Die Schizophrenie als Daseinsvollzug: Anthropologie und Daseinsanalyse

Nicht nur die Heidelberger Psychopathologen kritisierten die drohende biologisch-naturwissenschaftliche und sich auf eine reduktionistische Hirnpathologie gründende Einseitigkeit des Faches. Auch allgemeingültige Diagnosekriterien standen in der Kritik. Die „Daseinsanalyse" ist eine spezielle anthropologische Richtung in der Psychiatrie, deren Wurzeln zwar schon in den zwanziger Jahren liegen, besondere Popularität entwickelte sie aber erst in den fünfziger Jahren. Sie geht auf den Schweizer Psychiater Ludwig Binswanger (1891-1966) zurück, dessen Theorien stark an dem philosophischen Daseinsbegriff Heideggers und der Phänomenologie Husserls angelehnt waren. Andere anthropologisch orientierte Psychiater waren u. a. Erwin Straus, Minkowski, von Gebsattel, Blankenburg und v. Baeyer. Statt einer Auflistung und Zusammenstellung psychopathologischer (schizophrener) Symptome sollte in der Daseinsanalyse der gesamte „Daseinsvollzug" des kranken Menschen betrachtet werden. Dies umfasst alle Bezüge des Menschen zur Welt. Die traditionelle psychiatrische Diagnostik, die sich an abgrenzbaren Krankheitsbildern mit jeweils spezieller Symptomatologie und Verlauf orientiert, verliert dabei an Wichtigkeit. Nach Binswanger geht es darum, „die Gefügeordnung des Daseins eines bestimmten einzelnen Menschen in ihrer jeweiligen strukturellen Eigenart, unabhängig von der Unterscheidung von gesund und krank, von normgemäß oder normwidrig, in den Blick zu bekommen". Die Gefügeordnung des Daseins (Daseinsstruktur) eines Manikers wird von dessen gehobenexpansiver Daseinsweise bewirkt, die eines Melancholikers von der Daseinsweise des Schrecklichen wie Schuld, Qual, Angst etc., eines Schizophrenen von der Daseinsweise von Verschroben- oder Zerfahrenheit. Therapeut und Patient begegnen sich in einer möglichst wenig theoriegeleiteten „Daseinspartnerschaft". Die Daseinsanalyse ist eine Interpretation von Daseinsstrukturen, aber keine eigentliche Technik einer Psychotherapie. Wichtig ist die größtmögliche Offenheit und Nähe zum gesamten Menschen. Allein dies kann schon psychotherapeutisch sein. Die „verstiegenen Ideale" sollen in dieser „Daseinspartnerschaft" korrigiert werden.

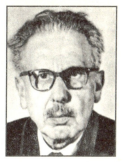

Abb. 47: Prägte die Daseinsanalyse: L. Binswanger

Die Krankheit als Waffe: Antipsychiatrie

Radikale Theorien wurden durch die sogenannte „Antipsychiatrie" in den sechziger Jahren geäußert. Es wurde behauptet, dass es „die Schizophrenie" gar nicht gebe, sondern das, was so heiße, sei in Wahrheit das Ergebnis einer repressiven Familien- und Gesellschaftsordnung, die das Individuum beherrschen wolle. Schizophrenie und „Geisteskrankheit" seien lediglich abweichendes Verhalten, um sich in einer „verrückten" Welt zurecht zu finden. Es sei die repressive Gesellschaft, die definiere, was „die Schizophrenie" sei. Unter dieser Prämisse ist klar, dass es sich bei der „Schizophrenie" um ein gesellschaftlich und machtpolitisch eingesetztes Konstrukt zur Unterdrückung einer unbequemen Randgruppe handelt und nicht um eine „natürliche Krankheitseinheit". Auch ist aus dieser Logik heraus eine „Behandlung" nicht erforderlich, ja kontraindiziert. Es müssten vielmehr Freiräume geschaffen werden, um die Symptome des abweichenden Verhaltes auszuleben. Eine Einrichtung, die diesen Ansprüchen gerecht werden sollte, war „Kingsley Hall", eine nach den Vorstellungen von R. D. Laing funktionierende antipsychiatrische Gemeinschaft (1965 bis 1970) in London. Es war der Versuch, eine außerinstitutionelle Form einer therapeutischen Gemeinschaft zu finden. Von 1962 bis 1966 hatte bereits Cooper eine therapeutische Gemeinschaft für psychisch erkrankte Jugendliche in einem Londoner psychiatrischen Krankenhaus geleitet, die unter der Bezeichnung „Villa 21" bekannt geworden ist. Das soziale Klima der jungen Generationen der sechziger Jahre war bekanntlich ohnehin von einem tiefen Misstrauen gegenüber jeglichen „Autoritäten" geprägt. Die Institution Psychiatrie bot sich dabei als ein ideales Projektionsfeld für die antiautoritäre Bewegung an, da sie neben ihren therapeutischen Aufgaben immer auch ein bestimmtes Maß an „sozialer Kontrolle" im Rahmen der Gefährdungseinschätzung ausübt. Vordenker und Repräsentanten der „Antipsychiatrie" waren u. a. Foucault, Cooper, Szasz, Goffman und der von Sartre beeinflusste Robert D. Laing (1927-1989). Auch wirkte Keseys „Einer flog über das Kuckucksnest" aus dem Jahre 1962 und die Verfilmung elektrisierend auf die Öffentlichkeit.

1966 entwickelte Thomas Scheff - Soziologe in Kalifornien - die „Labeling-Theorie", welche die „Geistesstörungen" im Wesentlichen auf ein rollenkonformes Verhalten derjenigen Menschen, die von der Gesellschaft mit einer psychiatrischen Diagnose „ettikettiert" wurden, zurückführt.

Die Theorien der „Antipsychiatrie" wurden in der Öffentlichkeit populär. Für diejenigen aber, die unmittelbaren Kontakt zu schizophrenen Patienten hatten, war rasch klar, dass es sich um ernste und schwere Erkrankungen handelte und nicht um sozialromantisch erklärbare Konstruktionen. Auch anerkannte Behandlungsmethoden wie die Elektrokrampftherapie wurden aus ideologischen Gründen verfemt. In der Heidelberger Uni-Klinik kam es zu Beginn der siebziger Jahre zu spektakulären „Besetzungsaktionen" („Aus der

Krankheit eine Waffe machen") des radikal politisierten „Sozialistischen Patientenkollektivs" (SPK).

Die Antipsychiatrie wird in den meisten psychiatrischen Lehrbüchern als eine kuriose Randbewegung außerhalb der Psychiatriegeschichte bezeichnet. Es sollte nicht vergessen werden, dass auch etablierten sozialpsychiatrischen Strömungen eine Prise „Antipsychiatrie" eigen ist, was sich in Kritik an der institutionalisierten Psychiatrie und deren Überbetonung biologisch-organischer Krankheitsmodelle äußert. Besonders die „soziale Kontrolle", welche die Psychiatrie im Rahmen der individuellen Gefährdungseinschätzungen leisten muss, wird von Kritikern oft überbetont und steht dabei im Fokus der Aufmerksamkeit. Dies lässt sich besonders anhand des Dilemmas der „forensischen Psychiatrie" verdeutlichen. So hat K. Dörner in seinem Buch „Bürger und Irre" provozierend gefragt, ob die Psychiatrie mehr auf die „Befreiung der psychisch Leidenden oder auf die Disziplinierung der Gesellschaft" ziele. „Antipsychiatrische" Ideen aus den Erfahrungen der „Villa 21" oder „Kingsley-Hall" finden sich auch heute in Konzeptionen der „Weglaufhäuser" wieder, die in einigen Städten Menschen mit psychischen Problemen oder Störungen Schutz bieten möchten, ohne die „Institution Psychiatrie" in Anspruch nehmen zu wollen.

Undifferenzierte antipsychiatrische Tendenzen und Vorurteile werden auch durch die extrem schlechte Medienrepräsentanz der psychisch Kranken Menschen und der Institution Psychiatrie bedient: Die weitaus meisten Presseschlagzeilen, die sich mit der Psychiatrie beschäftigen, handeln von Mördern, Vergewaltigern und Kinderschändern. Dieser im Vergleich mit den seelisch leidenden Menschen verschwindend kleinen Zahl psychisch kranker Gewalttäter wird in den Medien eine viel zu große Bedeutung verliehen, was sich zwangsläufig in einer Verstärkung der ohnehin bestehenden Vorurteile niederschlagen muss. Solange unsere Medienlandschaft fast ausschließlich die Sensationsgier eines Teils der Leser befriedigt, werden es seriöse Antistigma-Kampagnen sehr schwer haben, eine positive Sicht auf psychisch Kranke zu vermitteln.

Die antipsychiatrischen Ideen sollten auch heute noch wach rezipiert werden, ohne zu übersehen, dass „psychisches Leiden" zu sehr romantisiert und als (bewusste) Opposition gegen das Establishment verkannt wurde. Während psychiatrische Diagnosen und deren Diktion in der Tat oft kritikwürdig sind, was sich besonders in der noch heute üblichen juristisch-forensischen

Terminologie der „seelischen Abartigkeit" äußert, ist das subjektive psychische Leid der schizophrenen Patienten eine unromantische und nicht zu bestreitende Tatsache.

Qualität setzt sich durch: Psychiatrie-Enquête

Zu Beginn der Psychiatriereform wurden nicht selten radikale Ideen propagiert, die bis zur vollständigen Zerschlagung und Auflösung der „Irrenhäuser" reichten. „Freiheit heilt" wurde an die Mauern der psychiatrischen Klinik geschrieben, welches der italienische Psychiater Basaglia (1924-1980) in Triest Ende der sechziger Jahre geschlossen hat. 1971 wurde vom Deutschen Bundestag eine Gruppe von Experten unter dem Vorsitz von C. Kulenkampff (1922-2002) eingesetzt, um Missstände in der Psychiatrie zu benennen und Vorschläge zu deren Beseitigung zu erarbeiten. Der Abschlussbericht wurde der Bundesregierung 1975 vorgelegt. Es sollte ein Wechsel von einer eher verwahrenden zu einer therapeutisch und rehabilitativ ausgerichteten gemeindenahen und vernetzten Versorgung erreicht werden. Dazu gehörte der Aufbau bedarfsgerechter ambulanter und komplementärer Hilfeangebote, die Dezentralisierung und Regionalisierung stationärer Therapie, eine verbesserte Koordination der verschiedenen Hilfsangebote und die Gleichstellung der psychisch und somatisch Kranken. Die Kommission wurde 1987 in „Expertenkommission" umbenannt. Die noch existierenden psychiatrischen Großkliniken sollten auf unter 500 Betten verkleinert werden. Es wurde gefordert, vermehrt psychiatrische Abteilungen an Allgemeinkrankenhäusern aufzubauen, die zusammen mit den bestehenden psychiatrischen Kliniken eine flächendeckende Versorgung sichern sollten. Darüber hinaus sollten psychiatrische Arbeitsgemeinschaften (PSAG) gebildet werden, um die Koordination der psychiatrischen Versorgung zu verbessern. Viele Ideen der Enquête sind mittlerweile verwirklicht und werden heute als selbstverständlich angesehen. Die Dezentralisierung in der psychiatrischen Versorgung wird weiter gefördert. Die Zahl der psychiatrischen Klinikbetten wurde schrittweise um 50 % reduziert und der Aufbau von psychiatrischen Abteilungen an Allgemeinkrankenhäusern wurde gefördert. Zur Verbesserung der Personalstruktur trat die Psychiatrie-Personalverordnung

(Psych PV) 1991 in Kraft. Die durchschnittliche stationäre Behandlungszeit wurde deutlich verringert und liegt heute zwischen 20 und 40 Tagen.

Abschließende Bemerkungen zur Schizophreniediagnostik

Die jeweiligen Besonderheiten bei der Diagnostik der Schizophrenie der klassischen Autoren wurden bereits in den entsprechenden Kapiteln behandelt. Der diagnostische Wirrwar des 19. Jahrhunderts mit unscharf voneinander abgrenzbaren Begriffen und unterschiedlichen Krankheitskonzepten wurde durch die dichotome Systematik Kraepelins beendet. Dennoch wurde auch in der Folgezeit unter „Schizophrenie" von unterschiedlichen Autoren zu viel Unterschiedliches verstanden. Es war schwierig, national und international zu einer einheitlichen Sprachregelung zu kommen, was sich besonders auf die Qualität und Vergleichbarkeit international erhobener Forschungsdaten auswirkte. Auch konnten die postulierten „natürlichen Krankheitsursachen" trotz intensiver Suche nicht hinreichend gefunden werden. Diese Unzulänglichkeiten führten zu einer kriteriengeleiteten, operationalisierten Diagnostik, die möglichst atheoretisch und nicht spekulativ sein sollte. 1980 wurde das amerikanische DSM-III eingeführt, eine operationalisierte und multiaxiale Klassifikation, 1987 die revidierte Fassung DSM-III-R. 1994 folgte das DSM-IV und im Jahre 2000 die textrevidierte Fassung DSM-IV-TR. Parallel dazu wurde von der WHO die internationale Klassifikation der psychischen Störungen ICD-10 im Jahr 1992 eingeführt. Beide Systeme, das amerikanische DSM und die internationale ICD-Klassifikation, werden derzeit überarbeitet. Das DSM-System wird vorwiegend bei Forschungsprojekten und wissenschaftlichen Studien eingesetzt, das sich als internationaler Standard herausbildete, während sich in Europa in der klinischen Diagnostik die ICD-10 mit ihren Modifikationen durchsetzte und hierzulande gesetzlich vorgeschrieben ist, auch was die Kommunikation mit den Kostenträgern betrifft. Dennoch ist klar, dass es sich auch bei den modernen Klassifikationssystemen letztlich um Kompromisse handelt, die sich je nach aktuellem Forschungsstand modifizieren und revidieren lassen müssen.

Geschichte der somatischen Therapien in der Psychiatrie

Die Geschichte der Behandlung psychisch kranker Menschen ist bereits früh von kurativen Ansätzen geprägt. Die Kranken wurden in „Heil"- und „Unheilbare" unterteilt. Dies zeigt sich auch in der Namensgebung der „Heil- und Pflegeanstalten". Prototyp einer heilbaren Psychose wurde die progressive Paralyse. Aber auch bei „endogenen" Psychosen wurden somatische Therapieverfahren angewandt, von denen hier eine Auswahl dargestellt wird:

■ Hydriatische Behandlung

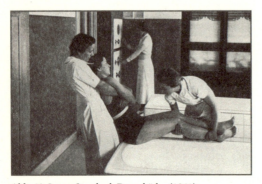

Abb. 48: Lange Standard: Dauerbäder (1941)

Im Lehrbuch von Otto Binswanger et al. von 1911 wurden die „hydriatischen Behandlungsmittel" empfohlen, eine andere Bezeichnung für Dauerbäder. Es waren warme (durchschnittlich 35° C) Vollbäder, in denen die Patienten bis zu mehreren Stunden verblieben. Die Dauerbäder wurden in den großen Kliniken intensiv genutzt und sie wurden eine „Standardtherapie". Geradezu unglaublich mutet es heute an, wenn Kraepelin zu den Dauerbädern 1908 schreibt, dass „einzelne Kranke viele Monate lang ohne jede Unterbrechung im warmen Wasser zubrachten". Die Badebehandlung wurde in großen Kliniken bis in die fünfziger- und sechziger Jahre in unterschiedlichem Umfang angewandt.

■ Malariatherapie

1917 wurde die „Malariatherapie" als Behandlungsform von Julius Wagner von Jauregg eingeführt. Es war eine von Fieber begleitete Infektionstherapie bei der progressiven Paralyse, wofür v. Jauregg den Nobelpreis erhielt. Erstmals stand bei der progressiven Paralyse eine kurative Behandlungsmöglichkeit zur Verfügung. Dem Kranken wurde 5-10 ml Zitratblut eines fiebernden Malaria (tertiana)-Kranken i.m. oder i.v. gespritzt und nach ca. zehn Fieberanstiegen mit Chinidin unterbrochen. Es wurden auch schizophrene Patienten behandelt, wobei sich die Hoffnung einer Heilung bald zerschlug. Mit Beginn der Antibiotika-Ära spielte die Malariatherapie keine Rolle mehr.

■ Schlafkur

1921 berichtete der Schweizer Psychiater Jakob Kläsi über einen dauernarkotischen Zustand, der unter dem Begriff der „Schlafkur" weite Verbreitung fand. Er verwendete das Medikament Somnifen, eine Mischung aus verschiedenen Barbituraten und Diäthylamin sowie Scopolamin-Morphin. Die Patienten fielen in einen somnolenten Zustand über mehrere Tage. Die Flüssigkeits- und Nahrungsaufnahme wurde über Magensonden gewährleistet. Ziel der Methode war es, neben der Unterbrechung des „circulus vitiosus" aus „Affekterregung" und „motorischer Agitiertheit" auch, das Rollenverhältnis („Rapport") zwischen Arzt (Heiler) und Patient (Kranker) situativ herzustellen. Bis zum Beginn der Neuroleptika-Ära um 1954 waren „Schlaf- und Dämmerkuren" verbreitete psychiatrische Therapiemethoden. Sie stand in deutlichem Widerspruch zu aktivierenden Methoden, wie z. B. der Arbeitstherapie.

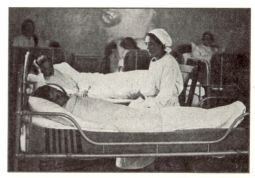

Abb. 49: Schlafkur (1928)

■ Insulin-Schock

Die Insulinbehandlung in der Psychiatrie ist mit dem Wiener Psychiater Manfred von Sakel verbunden, der 1933 vor allem schizophrene Patienten mit hohen Insulindosen behandelte. Ausgangspunkt war die Beobachtung, dass ein psychiatrischer Patient sich deutlich besserte, nachdem er nach einer Überdosierung von Insulin in ein hypoglykämisches Koma gefallen war und ein Krampfanfall folgte. Die Methode fand rasch große Verbreitung und wurde gelegentlich in abgemilderter Form bis in die neunziger Jahre angewandt. Es wurde mit 8 E Alt-Insulin i.m. aufsteigend bis zum Koma dosiert, das durch Glucose nach einigen Minuten beendet wurde.

■ Cardiazol-Schock

Kurz nach Einführung der Insulinbehandlung wurde 1934 durch Ladislas von Meduna der Cardiazol-Schock in die Psychiatrie eingeführt, nachdem erste Experimente mit Kampfer durchgeführt worden waren. Durch die Verabreichung von Cardiazol i.v. wurde ein generalisierter epileptischer Anfall ausgelöst. Die theoretischen Vorstellungen basierten auf einem vermeintlichen Antagonismus zwischen Epilepsie und Schizophrenie.

■ Elektrokrampfbehandlung (EKT)

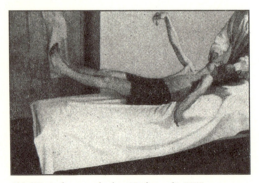

Abb. 50: Anfangs noch ohne Narkose: die EKT

Diese auch heute aufgrund ihrer zum Teil spektakulären Behandlungserfolge in spezialisierten Kliniken eingesetzte Behandlung wurde 1938 in Italien durch Cerletti und Bini eingeführt. Nachdem die Therapie zunächst hauptsächlich bei Schizophrenen angewandt wurde, verlagerte sich das Indikationsgebiet zunehmend hin zu schwer depressiven Patienten. Nachdem die Therapie in den siebziger und achtziger Jahren vorübergehend aus ideologischen Gründen und aufgrund von Desinformation seltener angewandt wurde, ist seit den neunziger Jahren eine Renaissance der Behandlung zu verzeichnen. Bei einer sorgfältigen Indikationsstellung ist die EKT eine sehr wirkungsvolle Therapie. Heute wird die EKT in Kurznarkose und mit einem Muskelrelaxans durchgeführt. Die Krampfaktivität wird durch ein Elektroenzephalogramm (EEG) abgeleitet und kontrolliert.

- **Lobotomie ("Psycho-Chirurgie")**

Egas Moniz, der Erfinder der Hirnarteriographie, und Almeida Lima führen 1935 in Lissabon die erste Lobotomie aus, bei der Teile der frontalen Hirnsubstanz zerstört wurden. Der Erfolg der Operationen auf die agitierte psychische Symptomatik war jedoch zweifelhaft, viele Patienten verfielen in Apathie. Die Methode wurde dennoch schnell populär und in den USA führten Walter Freeman und James Watts viele derartige Operationen durch. Quellenangaben zufolge sind in den USA bis zu Beginn der fünfziger Jahre über 18.000 Menschen dieser Methode unterzogen worden. 1949 erhielt Moniz den Nobel-Preis. Diese Therapiemethode ist heute - glücklicherweise - obsolet.

Die Entwicklung der modernen Pharmakotherapie

Seit den Anfängen der Medizingeschichte gab es Versuche, die Symptome psychisch erkrankter Menschen pharmakologisch zu beeinflussen. Opium und Alkohol gehören dabei zu den ältesten Stoffen. Auch Pflanzenalkaloide wurden bereits sehr früh eingesetzt, um erregte Kranke zu beruhigen. Schon im 19. und im frühen 20. Jahrhundert gab es ein breitgefächertes medikamentöses „Arsenal". Erregte Kranke, die beruhigt werden mussten, bekamen u. a. Hyoszin, Chloralhydrat, Paraldehyd, Amylenhydrat, Sulfonal, Dormiol, Trional, Veronal, Neuronal und Bromsalze. Letztere wurden auch bei Epilepsien eingesetzt. Bei ruhigeren Störungen wurde mit Opium behandelt. Mit der Entwicklung einer differenzierten Psychopharmakatherapie wurde die Argumentation, „Geisteskrankheiten" seien „Gehirnkrankheiten" gestärkt, da die Medikamente in der Lage sind, den cerebralen Neurotransmitter-Stoffwechsel zu beeinflussen und über diesen Weg zu einem Rückgang der Krankheitssymptome zu führen. Die Beeinflussbarkeit der Krankheitssymptome trug wesentlich dazu bei, dass sich die Verweildauern in den psychiatrischen Kliniken deutlich verkürzten und eine Bettenreduzierung in den alten psychiatrischen „Anstalten" erfolgte. Einige wichtige Daten der Pharmakotherapie seien daher erwähnt:

Tab. 11

1803	Morphin	(Opiat)
1869	Chloraldurat	(Hypnotikum)
1903	Barbital	(Barbiturat)
1938	Diphenylhydantoin	(Antiepileptikum)
1946	Meprobamat	(Tranquilizer)
1949	Lithium	(Antimanikum)
1952	Chlorpromazin	(1. „Neuroleptikum")
1952	Reserpin	(Rauwolfia-Alkaloid [Neuroleptikum])
1952	Iproniazid	(1. MAO-Hemmer [Antidepressivum])
1957/59	Imipramin	(1. TZA [Antidepressivum])
1958	Haloperidol	(1. hochpotentes Neuroleptikum, Butyrophenon)
1960	Chlordiazepoxid	(1. Benzodiazepin)
1963	Diazepam	(Valium®, Benzodiazepin)
1967	Lithium	(Stimmungsstabilisierer)
1972	Clozapin	(Leponex®, 1. „atypisches" Neuroleptikum)
1982	Zotepin	(„atypisches" Neuroleptikum)
1988	Fluoxetin	(1. SSRI [Antidepressivum] in den USA)
1988	Amisulprid	(„atypisches" Neuroleptikum, [Einf. inFrankreich])
1994	Risperidon	(„atypisches" Neuroleptikum)
1996	Olanzapin	(„atypisches" Neuroleptikum)
2000	Quetiapin	(„atypisches" Neuroleptikum)
2001	Ziprasidon	(„atypisches" Neuroleptikum)
2004	Aripiprazol	(„atypisches" Neuroleptikum)
2007	Paliperidon	(„atypisches" Neuroleptikum)

■ Neuroleptika

Der eigentliche Meilenstein in der Schizophrenietherapie war die Entdeckung des Chlorpromazins (Largactil®) durch J. Delay und P. Deniker, das in Deutschland als Megaphen® in den Handel kam. Der französische Arzt Henri Laborit benutzte eine Methode der künstlichen Absenkung der Körpertemperatur, um den „Stress" der Körperfunktionen unter Operationsbedingungen zu minimieren. Er kühlte die Patienten mit Hilfe eines Eisbades unter gleichzeitiger Verabreichung des Antihistaminikums Promethazin. Eine chemische Modifikation führte zum Chlorpromethazin. Delay und Deniker testeten das Medikament in Paris an psychotischen Patienten mit großem Erfolg.

In den USA forschte Bernhard Brodie zur gleichen Zeit über das Rauwolfia-Alkaloid „Reserpin", das sich ebenfalls als antipsychotisch wirkendes Medikament herausstellte. Der Name stammt von dem deutschen Arzt und Botaniker Leonard Rauwolf (ca.

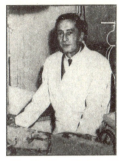

Abb. 51: Senkte die Körpertemperatur: H. Laborit

1540-1596) ab. Aus der indischen Medizin ist bekannt, dass Rauwolfia-Alkaloide in Form zerriebener Pflanzenteile schon vor Jahrhunderten bei Verwirrtheitszuständen Verwendung fanden. Der für die Formulierung der Dopamin-Hypothese mit dem Nobel-Preis ausgezeichnete Arvid Carlsson entdeckte die hemmende Wirkung des Reserpins auf Dopaminrezeptoren. Carlsson und seine Arbeitsgruppe entdeckten 1963, dass es die antidopaminerge Aktivität und die Blockade postsynaptischer Rezeptoren sind, die für die Neuroleptikawirkungen charakteristisch sind.

Während das Chlorpromazin und seine chemisch abgewandelten Derivate in den folgenden Jahrzehnten Siegeszüge feierten, geriet das Reserpin in Vergessenheit. In den Folgejahren kam es zu einem drastischen Rückgang der Verweildauern schizophrener Patienten. Es kam zu der Hoffnung, die Schizophrenie nun heilen zu können. Dies erwies sich allerdings als verfrüht, Krankheitssymptome konnten vielfach zwar unterdrückt, nicht aber dauerhaft „geheilt" werden. Immerhin aber konnte bei vielen Menschen eine deutliche Symptomreduktion erreicht werden, so dass sie aus den Kliniken zurück in die Familien oder Gemeinden entlassen werden konnten.

Nach den ersten Jahren der Euphorie über den neuen Therapieansatz, war es ein deutscher Psychiater, der beunruhigende Studien vorlegte. Hans Joachim Haase (1922-1999) war einer der ersten Psychiater, der den Parkinsonismus als extrapyramidale Nebenwirkung der Neuroleptika beschrieb. Er führte den später nach ihm benannten „Handschriftentest" ein, der die „neuroleptische Schwelle" bestimmte. Sie gab an, wann die Dosis eines Medikamentes wirksam wurde. So lautete zumindest die Theorie. Diese Schwelle war der

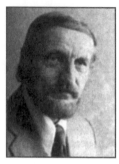

Abb. 52: Handschriftentest: H.J. Haase

Übergang zu feinmotorischen extrapyramidalen Nebenwirkungen, die beim „Handschriftentest" gemessen wurden. Es ist ein Verfahren, um den „Wirk-Dosis-Bereich" eines Neuroleptikums bei Patienten individuell zu bestimmen. Während Haase für eine neuroleptische Dosierung plädierte, die nicht zu parkinsonistischen „Grobsymptomen" (Akinese, Rigor, Tremor) führte, so sah er es auf der anderen Seite als unvermeidbar, ja als geradezu notwendig an, dass es unter einer neuroleptischen Therapie zur Ausbildung von feinmotorischen Parkinsonsymptomen kam. Die antipsychotische Wirkung zeigte sich dabei in der Regel ca. eine Woche nach Überschreiten der „Schwellendosis". Die neuroleptische Schwelle zeigte sich durch eine Verkleinerung und Verengung der Schrift.

Während es in Westdeutschland nur zu einzelnen Anwendern des Handschriftentests kam, erlangte die Methode in den achtziger Jahren in der DDR eine beachtliche Popularität. Haases Paradigma, dass die „neuroleptische Schwellendosis" anhand feinmotorischer Störungen erkennbar wird, gilt nicht für die neuen „Atypika". Insofern ist die Einführung der „atypischen Neuroleptika" ein echter Paradigmenwechsel in der psychiatrischen Therapie. Unter der Bezeichnung „atypisches Neuroleptikum" versteht man neuere Entwicklungen, die keine oder zumindest deutlich weniger extrapyramidale Nebenwirkungen als die „klassischen" Antipsychotika hervorrufen. Auch wirken die neuen Medikamente besser gegen die schizophrene Negativsymptomatik als viele ältere Präparate.

Das erste „atypische" Neuroleptikum, das keine extrapyramidalen Nebenwirkungen hervorrief, war Clozapin, das bereits 1958 synthetisiert, aber erst 1972 eingeführt wurde. 1958 war auch das Jahr, in dem Paul Janssen das Haloperidol, die Muttersubstanz der Butyrophenone, entdeckte. Quellenangaben zufolge war zwar eine antipsychotische Wirkung des Clozapins schon frühzeitig bekannt, aber der Verstoß gegen das „psychopharmakologische Dogma", dass eine antipsychotische Wirkung mit einer extrapyramidalen Symptomatik (neuroleptische Schwelle) einherzugehen habe, habe die Zulassung als Antipsychotikum verzögert und zunächst den Siegeszug des Haloperidol eingeläutet. 1975, drei Jahre, nachdem das Präparat in der Schweiz und Österreich in den Handel gekommen war, erlitten 16 Patienten in Finnland Granulozytopenien. Acht Patienten starben an einer Clozapin-induzierten Agranulozytose, was die unkritische und euphorische Verbreitung des Präparates zunächst abrupt beendete. In vielen Ländern wurde Clozapin vorübergehend vom Markt genommen. In Deutschland und den deutschsprachigen Staaten unterliegt es seitdem einer kontrollierten Anwendung. In den USA wurde Clozapin erst 1989 zugelassen. Weitere Präparate folgten. Die „Atypizität" der neuen Präparate ist dabei eher dimensional und fließend und liegt meist zwischen den „Klassikern" (z. B. Haloperidol) und Clozapin. Die Vorteile der „Atypika", bezogen auf die extrapyramidalen Dyskinesien als „typische" Nebenwirkungen der klassischen Neuroleptika, liegen auf der Hand und bedeuten enorme therapeutische Vorteile bei der Behandlung psychotischer Störungen. Eine unkritische Handhabung verbietet sich jedoch auch bei diesen hochwirksamen Substanzen aufgrund anders gelagerter Nebenwirkungsprofile.

■ Antidepressiva

Opium ist - neben Wasser und Alkohol - das älteste antidepressiv wirkende Medikament, da es die Ängste lindern kann, die bei vielen Depressionsformen auftreten. Die Entwicklung der Antidepressiva erfolgte zunächst zufällig: Während der Forschung an Tuberkulose-Mitteln und Antihistaminika wurden antidepressive Arzneimittelwirkungen entdeckt. 1952 wurde so die antidepressive Wirkung des MAO-Hemmers Iproniazid, eine chemische Veränderung des Tuberkulostatikums Isoniazid, beforscht. R. Kuhn entdeckte 1956 die antidepressive Wirkung des Imipramin, das zwei Jahre später bereits in den Kliniken eingesetzt werden konnte. Das Imipramin stammte - ebenso wie das Chlorpromazin - aus der Antihistaminikaforschung und ist der Prototyp der trizyklischen Antidepressiva (TZA). Durch geringfügige chemische Änderungen wurden in den folgenden Jahren Amitryptilin, Clomipramin, Doxepin sowie eine große Anzahl ähnlicher Präparate entwickelt. Fluoxetin, der erste Serotoninwiederaufnahme-Hemmer (SSRI), kam 1988 in den USA unter dem Handelsnahmen Prozac® auf den Markt und machte dort rasch Furore. Mittlerweile sind weitere SSRIs auf dem Markt, die sich v. a. in ihrem Interaktionspotential auf das hepatische P450-System unterscheiden: Fluvoxamin, Paroxetin, Citalopram und Sertralin. Darüber hinaus sind weitere antidepressiv wirksame Pharmaka mit einem „dualen" Wirkungsspektrum, bezogen auf die Neurotransmitter Serotonin und Noradrenalin, auf dem Markt.

Neue Entwicklungen

Spätestens seit Ende der 50er Jahre gewann die biologische Psychiatrie, beeinflusst durch die enorme Wirkung der neuen antipsychotischen und antidepressiven Medikamente, eine Renaissance, die bis heute andauert. Auch die modernen Variationen der alten „Hirnpathologie" des 19. Jahrhunderts erleben eine Hochkonjunktur. In jüngster Zeit ist die biologische Psychiatrie durch Fortschritte der bildgebenden Verfahren (CCT, MRT, fMRT, SPECT, PET), der Genetik, der molekularbiologischen Forschung und neueren pharmakotherapeutischen Möglichkeiten die dominierende Richtung in der wissenschaftlichen Psychiatrie. Aber auch diejenigen psychotherapeutischen Methoden, die unter dem Gesichtspunkt der raschen Effektivität und damit kostensparend auf (kognitiv-) verhaltenstherapeutischer oder integrativer Basis durchgeführt werden, werden propagiert. Klassisch psychoanalytische Behandlungen werden demgegenüber immer seltener durchgeführt. Als dritte Säule in der Behandlung psychischer Störungen ist die Soziotherapie zu nennen, um psychisch erkrankte Menschen wieder in die Gesellschaft zu integrieren. Gerade die Schizophrenie entsteht oft in der sehr „vulnerablen" Phase der Adoleszenz, in der sich neben Partner- und Berufswahl auch das Identitätsgefühl verfestigt. Besonders in dieser Phase sind junge Menschen durch psychische Erkrankungen und einen oft damit verbundenen sozialen Abstieg gefährdet und soziale Reintegrationsprogramme unter Einbeziehung von Bezugspersonen gewinnen dadurch eine enorme Bedeutung.

Auch die psychiatrische Diagnostik hat sich gewandelt. Waren es die Bestrebungen der Pioniere Kahlbaum und Kraepelin, „natürliche Krankheitseinheiten" zu finden und voneinander abzugrenzen, findet sich heute ein Prozess der „Denosologisierung". Die Syndromebene und selbst einzelne Symptome treten in den Vordergrund der Diagnostik, die sich einzeln gezielt - z. B. pharmakotherapeutisch - beeinflussen lassen. So zumindest die Theorie. Dementsprechend ist die Forderung der biologischen Psychiatrie zu verstehen, den „nosologischen Rahmen" zugunsten von einzelnen „Zielsymptomen" zu verlassen. Bereits seit den frühen achtziger Jahren wurde der traditionelle Rahmen der psychiatrischen Diagnostik mit der Einführung des amerikanischen DSM-III verlassen: Die bis dahin gültige „pathogenetische Trias" von körperlich begründbaren („exogenen"), „endogenen" und „neurotischen" (reaktiven oder auch „psychopathischen") Störungen wurde aufgegeben, stattdessen wurden Symptombündel und einzelne Störungscluster „operationalisiert". So gelangte man in der „operationalisierten Diagnostik" im DSM-III/IV oder auch der ICD-10 zu Merkmalskatalogen, zu denen obligate, fakultative und Ausschlusskriterien gehören. Der Sinn der Operationalisierung und der geforderten „Theoriefreiheit" liegt darin begründet, dass es der traditionellen Psychiatrie nie überzeugend gelungen ist, „natürliche Krankheitseinheiten" nachweisen zu können. Darüber hinaus war es durch die verschiedenen Schulrichtungen in der Psychiatrie dringend geboten, auch global endlich „mit einer Sprache" zu sprechen und sich international mit einer hinreichenden Reliabilität austauschen zu können. Dieses Bemühen spiegelt sich besonders in klinischen Studien wider, die durch die Operationalisierung vergleichbarer werden. Zuvor waren die Begriffe „Psychose" oder gar „Schizophrenie" in ganz verschiedenen Varianten benutzt worden und ein klinischer Psychiater meinte mit diesen Begriffen etwas ganz anderes als z. B. ein Psychoanalytiker, der bereits unter einer „Diagnose" etwas Grundverschiedenes verstand. Psychiatrische Diagnosen sind also nicht nur „Krankheiten", wie sie im herkömmlichen organmedizinischen Sinne verstanden werden. Das Spektrum reicht von kausal ableitbaren organischen Erkrankungen (Lues, Demenzen, HIV-Encephalopathien etc.) über die ätiologisch multikausalen Schizophrenien bis hin zu offensichtlichen „Kunstprodukten" (z. B. Anpassungsstörungen, Burn-out-Syndrome, „Posttraumatische Verbitterungssyndrome"). Dies führt leicht zu Verwirrungen.

Durch die zunehmend wahrnehmbare Pathologisierung der vormals eher als Variationen des Normalen empfundenen Zustände (z. B. Aufmerksamkeits-Defizit-Syndrome mit und ohne Hyperkinesie) und das Bestreben, immer neue psychische Störungen voneinander abzugrenzen und „unterschwellige Störungen" (sub-threshold) als pathologisch und behandlungsbedürftig zu definieren, wird das Spektrum der diagnostizierbaren psychischen Störungen beträchtlich erweitert. Nicht vergessen werden sollte, dass auch die Diagnose der „Befindlichkeitsstörungen" im Gesundheitssystem der hart umkämpften Märkte eine Medaille mit zwei Seiten ist.

Gegen die Bestrebungen, offensichtlich untaugliche psychiatrische Bezugssysteme zu verlassen, ist grundsätzlich nichts einzuwenden. Auch die diagnostische Rückbesinnung auf die Syndrom- und Symptomebene mag sinnvoll sein. Der Terminus „Schizophrenie" (Spaltungsirresein) klingt heute antiquiert. Die durch viele biologisch orientierte Forscher vertretene Bestrebung, durch verfeinerte Forschungsinstrumente zu einer neuen organisch-biologisch-molekulargenetischen Krankheitseinteilung zu gelangen, erinnert jedoch an bereits gescheiterte historische Vorbilder. Theodor Meynert, der einst in Wien schizophrene Symptome unter dem Mikroskop suchte und als Störungen des „Vorderhirns" bezeichnete, wurde von umfassend gebildeten Zeitgenossen, wie z. B. Jaspers, als „Hirnmythologe" bezeichnet. Ein prominenter Schüler Meynerts - Sigmund Freud - schwang sehr ins Gegenteil und schuf mit dem sexualisierten Unbewussten eine neue Mythologie. Inwieweit wir heute einer „Rezeptorenmythologie" verfallen sind, wird die Zukunft zeigen. Da sich die Psychiatrie als einzige medizinische Disziplin dem gesamten Menschen in seinen organischen, psychischen und sozialen Dimensionen widmet, braucht unser Fachgebiet auch weiterhin ein breites, über die rein biologische Psychiatrie hinausgehendes Fundament unter Einschluss psychologischer, anthropologischer und sozialer Perspektiven.

Literatur

Ackerknecht EH (1957) Kurze Geschichte der Psychiatrie. Enke, Stuttgart

Alexander FG, Selesnick ST (1969) Geschichte der Psychiatrie. Diana-Verlag, Zürich

Arenz D (2000) Psychiatrische Doppelgängerphänomene unter besonderer Berücksichtigung des Capgras-Syndroms. Fortschr Neurol Psychiat 68:516-522

Arenz D (2001) Eponyme und Syndrome in der Psychiatrie. Viavital, Köln

Arenz D (2003) Dämonen, Wahn, Psychose. Exkursionen durch die Psychiatriegeschichte. Viavital, Köln

Arenz D (2006) Medizingeschichte 2007 Psychiatrie/Neurologie. Kalender, Daten, Biographien. Rabe Verlag Bonn

Arenz D (2007) Medizingeschichte 2008 Psychiatrie/Neurologie. Kalender, Daten, Biographien. Rabe Verlag Bonn

Baer R (1998) Themen der Psychiatriegeschichte. Enke, Stuttgart

Bangen HC (1992) Geschichte der medikamentösen Therapie der Schizophrenie. VWB, Berlin

Bateson G et al. (1956) Towards a theory in schizophrenia. Behav. Science 1:251-264

Berrios G, Porter R (1995) A History of Clinical Psychiatry. The Athlone Press, London, New Brunswick

Binding K, Hoche A (1922) Die Freigabe der Vernichtung lebensunwerten Lebens. Meiner, Leipzig

Blasius D (1980) Der verwaltete Wahnsinn. Eine Sozialgeschichte des Irrenhauses. Fischer, Frankfurt a.M.

Blasius D (1994) Einfache Seelenstörung. Geschichte der deutschen Psychiatrie 1800-1945. Fischer, Frankfurt a.M.

Bleuler E (1983) Lehrbuch der Psychiatrie. Springer-Verlag, Berlin, Heidelberg

Brandenburg D (1976) Medizinisches bei Herodot. Verlag Bruno Hessling, Berlin

Brüne M, Payk T (2003) Sozialdarwinismus, Genetik und Euthanasie. Menschenbilder in der Psychiatrie. WVG, Stuttgart

Burton R (1990) The Anatomy of Melancholy. Artemis-Verlag, Zürich, München

Clérambault G de (1927) Psychoses d´automatisme et syndrome d´automatisme. Ann méd Psychol, Feb 1927

Conrad K (1958) Die beginnende Schizophrenie. Thieme, Stuttgart

Cotard J (1880) Du délire hypochondriaque dans une form grave de mélancholie anxieuse. Ann Med Psychol (Paris) 4 :168-74

Cotard J (1882) Du délire des négations. Arch Neurol 4 :152-70, 282-96

Courbon P, Fail G (1927) Syndrome « d'illusion de Frégoli » et schizophrénie. Bull Soc clin Méd ment 15, 121-124

Crow TJ (1980) Positive and negative schizophrenic symptoms and the role of dopamine. Br J Psychiatry 137, 383-386

Cranach M, Siemen HL (1999) Psychiatrie im Nationalsozialismus. Oldenbourg, München

Deister A, Möller HJ (1998) Schizophrenie und verwandte Psychosen. Wissenschaftliche Verlagsgesellschaft mbH Stuttgart.

Eckart WU (2000) Geschichte der Medizin. Springer, Berlin Heidelberg New York

Ellenberger H (1973) Die Entdeckung des Unbewussten. Diogenes, Zürich

Enoch M, Trethowan (1991) Uncommon Psychiatric Syndromes. Butterworth & Heinemann, Oxford

Enzensberger HM, Michel KM (1972) Kursbuch 28. Das Elend mit der Psyche. Psychiatrie. Kursbuch Verlag/Wagenbach, Berlin

Foucault M (1973) Wahnsinn und Gesellschaft. Suhrkamp, Frankfurt a.M.

Fromm-Reichmann F (1948) Notes on the Development of Treatment of Schizophrenics by Psychoanalytic Psychotherapy. Psychiatry, 11, 263-273

Fulford KWM, Thornton T, Graham G (2006) Oxford Textbook of Philosophy and Psychiatry. Oxford University Press

Glatzel J, Haas S, Schott H (1990) Vom Umgang mit Irren. Beiträge zur Geschichte psychiatrischer Therapeutik. S. Roderer-Verlag, Regensburg

Gruhle HW (1932) Geschichtliches. In: Bumke O (Hrsg.) Handbuch der Geisteserkrankheiten. 9. Band, Spezieller Teil V: Die Schizophrenie. Redigiert und mit einem Vorwort versehen von K. Wilmanns. Springer, Berlin

Gröger et al (1997) Zur Geschichte der Psychiatrie in Wien. Brandstätter, Wien, München

Häfner H (2005) Das Rätsel Schizophrenie. Beck, München

Hamilton M (1976) Ed. Fisch´s Schizophrenia. John Wright & Sons Ltd. Bristol

Hecker E (1871) Die Hebephrenie. Virch Arch 52: 394-429

Hecker E (1877) Die Hebephrenie oder das Pubertäts-Irresein. Irrenfreund 19: 53-64; 69-75

Heinroth J (1825) Anweisung für angehende Irrenärzte zu richtiger Behandlung ihrer Kranken. Vogel, Leipzig

Hippius Hanns (2003, Hrsg.) Universitätskolloquien zur Schizophrenie, Bd.1, Steinkopff, Darmstadt

Huber G (1994) Psychiatrie. Schattauer, Stuttgart New York

Jacobi M (1844) Die Hauptformen der Seelenstörungen. Verlag der Weidmann'schen Buchhandlung, Leipzig

Janzarik W (1973) Über das Kontaktmangelparanoid des höheren Alters und den Syndromcharakter schizophrenen Krankseins. Nervenarzt 44, 515–526

Janzarik W (1974) Themen und Tendenzen in der deutschsprachigen Psychiatrie. Springer-Verlag, Berlin, Heidelberg, New York

Jaspers K (1946) Allgemeine Psychopathologie, Springer, Heidelberg Berlin

Kahlbaum K (1874) Die Katatonie oder das Spannungsirresein. Hirschwald, Berlin

Kahlbaum K (1890) Ueber Heboidophrenie. Allg Z Psychiat 46: 461-474

Karenberg A (2005) Amor, Äskulap & Co. Klassische Mythologie in der Sprache der modernen Medizin

Kirchhoff T (1912) Geschichte der Psychiatrie. In: Aschaffenburg G (Hrsg.) Handbuch der Psychiatrie. Allg. Teil, 4. Abt. Deuticke, Leipzig und Wien

Klosterkötter J (1988) Basissymptome und Endphänomene der Schizophrenie. Springer, Berlin Heidelberg New York London Paris Tokyo

Kolle K (1956-1963) Große Nervenärzte. 3 Bde. Thieme, Stuttgart

Kollesch J, Nickel D (1986) Antike Heilkunst. Reclam, Leipzig

Kraepelin E (1899) Psychiatrie. Ein Lehrbuch für Studirende und Aerzte. 6. Aufl. 2 Bde. Barth, Leipzig

Kraepelin E (1909-1915) Psychiatrie. Ein Lehrbuch für Studirende und Aerzte. 8. Aufl. 4 Bde. Barth, Leipzig

Kraepelin E (1999) Psychiatrie. Ein Lehrbuch für Studirende und Aerzte. 6. Aufl. 2 Bde. Mit einer neuen Einführung von Paul Hoff. Arts & Boeve, Nijmegen

Labhardt F (1963) Die schizophrenieartigen Emotionspsychosen. Springer, Berlin Göttingen Heidelberg

Leibbrand W, Wettley A (1961) Der Wahnsinn. Geschichte der abendländischen Psychopathologie. Alber, Freiburg/München

Linde O (1988) Pharmakopsychiatrie im Wandel der Zeit. Tilia, Klingenmünster

Luauté JP (1986) Joseph Capgras and His Syndrome. In: Christodoulou GN (Ed.) The Delusional Misidentification Syndromes. Bibliotheca psychiatrica 164 :9-21, Karger, Basel

Mayer-Gross W (1924) Selbstschilderungen der Verwirrtheit. Die oneiroide Erlebnisform. Springer, Berlin

Mora G (1990) Historische und theoretische Richtungen in der Psychiatrie. In: Freedman AM, Kaplan HI, Sadock BJ, Peters UH (Hrsg.) Psychiatrie in Praxis und Klinik, Bd. 5. Thieme Verlag, Stuttgart, New York

Müller C (1973, Hrsg.) Lexikon der Psychiatrie. Springer-Verlag, Berlin, Heidelberg, New York

Müller C (1998) Wer hat die Geisteskranken von den Ketten befreit. Skizzen zur Psychiatriegeschichte. Psychiatrie-Verlag, Bonn

Oeser E (2002) Geschichte der Hirnforschung. Primus, Darmstadt

Orth L, Dutschewska-Kothes Y, Klenk W, Roelcke V, Wolf-Braun B (1995) Pass op, sonst küss de bei de Pelman. Das Irrenwesen im Rheinland des 19. Jahrhunderts. Verlag Grenzenlos e.V., Bonn

Payk T (2000) Psychiater. Forscher im Labyrinth der Seele. Kohlhammer, Stuttgart, Berlin, Köln

Peters UH (1997) Wörterbuch der Psychiatrie und medizinischen Psychologie. Bechtermünz, Augsburg

Peters UH (Hrsg.) Psychiatrie Bd. 1 u. 2 in: Kindlers „Psychologie des 20. Jahrhunderts (1983), Beltz Verlag, Weinheim, Basel

Pichot P (1983) Ein Jahrhundert Psychiatrie. Wiss. Dienst, Roche

Porter R (2002) Madness. A Brief History. Oxford University Press

Rabe H, Arenz D (2005) Medizingeschichte 2006. Kalender, Daten, Biographien. Rabe Verlag Bonn

Roback AA (1970) Weltgeschichte der Psychologie und Psychiatrie. Walter, Olten

Scheff T (1966) Being mentally ill. Chicago: Aldine

Schipperges H (1990) Die Kranken im Mittelalter. Beck, München

Schneider K (1971) Klinische Psychopathologie. Thieme, Stuttgart

Schneider PJ (1824) Entwurf zu einer Heilmittellehre gegen psychische Krankheiten oder Heilmittel in Bezug auf psychische Krankheitsformen. Laupp, Tübingen

Schott H (1998) Der sympathetische Arzt. Texte zur Medizin des 18. Jahrhunderts. Beck, München

Schott H, Tölle R (2006) Geschichte der Psychiatrie. C.H. Beck, München

Shorter E (1999) Geschichte der Psychiatrie. Alexander Fest Verlag, Berlin

Shorter E (2005) A Historical Dictionary of Psychiatry. Oxford University Press

Snell (1865) Über Monomanie als primäre Störung der Seelenstörung. Allg. Z. f. Psychiat.

Steinberg H (2005) Leipziger Psychiatriegeschichtliche Vorlesungen. Evangelische Verlagsanstalt, Leipzig

Steinberg R (1992) Die Schizophrenien im diagnostischen Prozess. In: Steinberg R (Hrsg.) Schizophrenie. Tilia-Verlag, Klingenmünster

Störring GE (1969) Zyklothymie, Emotionspsychosen, Schizophrenie. In: Huber G (Hrsg) Schizophrenie und Zyklothymie. Thieme, Stuttgart

Thom A (1984) Zur Geschichte der Psychiatrie im 19. Jahrhundert. Volk und Gesundheit, Berlin

Thuillier J (1999) Ten Years That Changed the Face of Mental Illness. Dunitz, London

Toellner R (2000) Illustrierte Geschichte der Medizin. Bechtermünz, Augsburg

Trenckmann U (1988) Mit Leib und Seele. Ein Wegweiser durch die Konzepte der Psychiatrie. Psychiatrie-Verlag, Bonn

Vaughn CE, Leff J (1976) The influence of family and social factors on the course of psychiatric illness. Br J Psychiatry 129, 125-137

Vliegen J (1980) Die Einheitspsychose. Enke, Stuttgart

Wyrsch J (1956) Zur Geschichte und Deutung der endogenen Psychosen. Thieme, Stuttgart

Ziolkowski T (1992) Das Amt der Poeten. Die deutsche Romantik und ihre Institutionen. Clett-Cotta, Stuttgart

Zubin J, Spring B (1977) Vulnerability - a new view of schizophrenia. J Abnorm Psychol 86, 103-126

Personenregister

A
Ackerknecht	45, 49
Alexander	49
Alzheimer	77, 78
Anaximander	45
Anaximenes	45
Anton	77
Aretaeus v. Kappadocien	30, 47
Aristoteles	46, 50
Arnim, v.	66
Aschaffenburg	85
Athenaios v. Attaleia	48
Aurel	47
Autenrieth	72, 73
Averroes	50
Avicenna	50

B
Bacon	57
Baeyer, v.	95
Baillarger	31, 62, 70
Basaglia	98
Bateson	10
Bechterew	77
Benedict v. Nursia	51
Beringer	87
Binding	91
Bini	102
Binswanger, L.	94, 95
Binswanger, O.	100
Blankenburg	95
Bleuler	13, 14, 15, 16, 17, 18, 20, 22, 24,, 70, 79, 80, 85, 86, 87, 93, 94
Bonhoeffer	33, 87
Bouhler	91
Brandt	91
Brentano	66
Broca	76, 77
Brodie	105
Brown	30, 58
Burton	57

C
Cabanis	55
Cajal	77

Capgras	38
Carlsson	105
Celsus	48
Cerletti	102
Cervantes	65
Charcot	62
Cicero	46
Clérambault	39
Conolly	63, 73
Conrad	24, 25, 36
Cooper	96
Cotard	40
Courbon	40
Cox	55
Crinis, de	92
Crow	26, 27
Cullen	30, 55

D

Damerow	74
Darwin	55, 90, 91
Delay	104, 105
Deniker	104, 105
Descartes	56, 58
Diderot	55
Dörner	97

E

Ekbom	40
Emminghaus	78
Empedokles	46
Erasmus	55
Erb	77
Esquirol	22, 36, 59, 62, 71

F

Fail	40
Falret	31, 62, 70
Forel	85
Foucault	96
Freeman	103
Fregoli	40
Freud	62, 85, 93, 110
Friedreich	67
Fromm-Reichmann	10

G

Galenos v. Pergamon	45, 47, 50
Gall	75, 77
Gaßner	61
Gebsattel, v.	95
George III.	63
Glisson	58

Goethe	64
Goffman	96
Golgi	77
Griesinger	37, 45, 67, 70, 73, 74, 77, 82
Gruhle	87
Gudden, v.	74
Guislain	82

H

Haase	105, 106
Häfner	23
Haller, v.	58
Harvey	56
Hauff	66
Hebel	66
Hecker	14, 20, 70, 75, 81, 83
Heidegger	94
Heinroth	65, 66, 67, 68, 69, 71, 73
Hippokrates	45, 46, 47, 48, 56
Hitler	91
Hitzig	76, 77
Hoche	28, 84, 89, 90, 91
Hoffmann	64, 66
Holbach	55
Homburger	87
Huber	23
Hume	57
Husserl	94

I, J

Ibn Sina	50
Ideler	66, 67, 71, 73
Imhotep	44
Jackson	76
Jacobi	31, 67, 68
Janssen	106
Janzarik	38
Jaspers	34, 35, 36, 76, 87, 88, 93, 94, 110
Jung	85

K

Kahlbaum	14, 19, 20, 38, 70, 75, 79, 81, 82, 83, 108
Kant	57
Kerner	66
Kesey	96
Kläsi	101
Kleist	32
Konstantin I	50
Kraepelin	13, 14, 18, 19, 20, 22, 27, 29, 31, 33, 37, 68, 70, 75, 77, 78, 79, 80, 81, 83, 84, 85, 86, 87, 90, 94, 99, 100, 108
Krämer	55

Krafft-Ebing 90
Kretschmer 34, 37, 42
Kronfeld 87
Kuhn 107
Kulenkampff 98

L

Labhardt 33
Laborit 104, 105
Laehr 74
La Mettrie 55, 58
Laing 96
Langermann 65
Leff 10
Leonhard 32, 33, 35, 79
Lewy 93
Lima 103
Linné 60
Locke 57

M

Magnan 32, 62, 63, 78, 80
Maudsley 63, 77, 90
Mayer-Gross 33, 34, 87, 93
Meduna, v. 102
Mesmer 59, 60, 61
Meyer 90
Meynert 76, 77, 83, 110
Minkowski 95
Möbius 84
Mohammed 50, 51
Moniz 103
Morel 62, 63, 78, 79, 80
Motte Fouqué, de la 66

N, P

Nasse 67
Nissl 77, 78, 87
Nitsche 92
Novalis 65, 66
Paracelsus 54
Pawlow 77
Pick 77, 78
Pinel 36, 61, 62, 63, 65
Platon 44, 50
Pythagoras 46

R

Ranke 87
Rauwolf 105
Reil 65

Rhazes 50
Roller 74

S, T

Sakel, v. 101
Sartre 96
Scheff 11, 96
Schlegel 66
Schneider, C. 87, 88, 92
Schneider, K. 14, 17, 18, 19, 22, 35, 39, 87, 88, 93, 94
Schneider, P.-J. 71, 72
Seglas 40
Setschenow 77
Shakespeare 41
Snell 36, 37, 70, 74
Sokrates 44
Soranus v. Ephesus 47
Spee, Graf v. 55
Sprenger 55
Spring 11
Spurzheim 75, 77
Staehlin 33
Stahl 30, 57, 58
Störring 33
Strauss 93, 94
Suchenwirth 33
Sydenham 56
Szasz 96
Thales 45
Theodosius 50
Tieck 66
Tuke 63

U-Z

Uhland 66
Vaughn 10
Vesalius 54
Völkel 33
Wackenroder 66
Wagner 37
Wagner-Jauregg 72, 100, 101
Watts 103
Wernicke 32, 75, 76, 77, 83
Westphal 77
Wetzel 87
Weyer 54, 55
Weygandt 83
Wilmanns 87, 88
Zeller 30, 69, 82
Zubin 11

Sachregister

A
Aderlass 48, 52
Akzessorische Symptome 15, 16, 17, 18,
38, 85, 86
Animismus 30, 57, 58
Atypika 104, 106, 107
Automatismus mentalis 39

B
Basissymptome 24
Besessenheit 51, 52

D
Dämonen 54, 55
Degeneration 15, 16, 62, 63, 78,
80, 88, 89, 90, 91
Diätetik 49, 52
Dichotomie 27, 29, 33, 68, 70, 84
Double bind 10
DSM 18, 20, 26, 31, 41,
70, 83, 94, 99, 108, 109

E
Einheitspsychose 24, 36, 37, 69,
74, 75, 82, 83, 84
Elektrizität 60, 61
Erstrangsymptome 14, 17, 18, 39, 94
Expressed emotions 10

F, G
Fluidum 60, 61
Genetik 9, 108
Grundsymptome 14, 15, 17, 18, 22, 86, 94

H, I, J
Hexerei 54, 55
Hirnmythologie 75, 76, 83
Humoralpathologie 45, 47, 50, 52, 54, 56, 58
ICD 18, 22, 26, 32, 33, 35, 40,
41, 70, 83, 94, 99, 109
Induktion 41, 42
Inkubation 43, 49
Inquisition 53, 54, 55
Jugendhalbirresein 83

K, L
KA 44
Krankheitseinheiten 28, 31, 34, 69, 70,
74, 75, 77, 84, 108, 109
Labeling 11, 96

L
Lebenskraft 48, 57, 58, 59
Leidenschaft 46, 53, 66, 67

M, N
Magie 50, 57
Monomanie 36, 61, 62
Narrenschiff 56
Negativsymptome 18, 22, 25, 26, 86, 106
Nihilismus 39, 40, 84
Non-restraint 63

O, P
Opium 48, 49, 51, 59, 103, 107
Phrenitis 47
Pietismus 58
Pneumatik 48
Prävalenz 9, 29
Primärsymptome 16, 18
Prodrom 10, 19, 23, 24, 25, 31, 32
Produktivsymptomatik 23
Psychiker 58, 66, 73

R
Rapid cycling 30
Romantik 11, 59, 65, 66, 73

S
Seele 30, 36, 44, 46, 47, 52,
56, 58, 59, 65, 66, 67, 68, 73, 74
Sekundärsymptome 15, 16
Signaturenlehre 52
Solidarpathologie 47
Somatiker 58, 66, 67, 73
Sozialdarwinismus 80, 91
Spaltungsirresein 17, 86, 109
Spannungsirresein 70, 81
Stalking 39
Stigma 11, 35, 97

T-Z
T4 .... 91, 92
Tempelschlaf 43
Trema 25
Verrücktheit 30, 36, 37, 65, 67,
68, 69, 70, 74, 80
Vitalismus 57, 58
Vulnerabilität 11, 12
Wahnkriterium 36
Zwang 15, 16, 26, 47, 48, 56,
59, 63, 71, 72, 73, 75, 80, 89, 91, 97

Abbildungsverzeichnis

Titel: Die grafische Gestaltung des Covers erfolgte unter Verwendung von Motiven des Isenheimer Altars von Matthias Grünewald (Mathis Gothart Nithart), rechter Flügel, „Die Versuchung des heiligen Antonius" (ca. 1506-1515). Die Kopfleiste zeigt von links nach rechts (Vorderseite: Hippokrates von Kos, Paracelsus, Kahlbaum, Kraepelin. Rückseite: Bleuler, Binswanger, Kretschmer, Schneider.

Abb. 1, 2, 16, 20, 21: „Der Griff nach dem Gehirn" von B. Karger-Decker, Verlag Koehler und Amelang, Leipzig 1977

Abb. 4, 8: „Psychiatrie" von E. Kraepelin, Barth, Leipzig 1899

Abb. 9: „Neurologie und Psychiatrie" von R. Lemke/H. Renner, Barth, Leipzig 1977

Abb. 17: „David spielt Saul auf der Harfe vor". Stich von Lucas van Leyden, 1508. Paris, Bibliothèque des Arts décoratifs

Abb. 24, 32: „Des Maladies Mentales" von E. Esquirol, Baillière, Paris 1838

Abb. 29: „Das Narrenhaus". Stich von Wihelm von Kaulbach, 1834

Abb. 43, 48: „Die Pflege der Gemüts- und Geisteskranken" von W. Morgenthaler, Huber, Bern 1941

Abb. 49: „Über Geisteskrankheiten in alter und neuer Zeit" von Adams, Rath, Regensburg 1928

Abb. 50: „Lehrbuch der Neurologie und Psychiatrie" von G. Ewald, Urban & Schwarzenberg, Berlin, 1948

Alle übrigen Abbildungen einschließlich der Porträtaufnahmen entstammen dem Archiv des Verfassers.

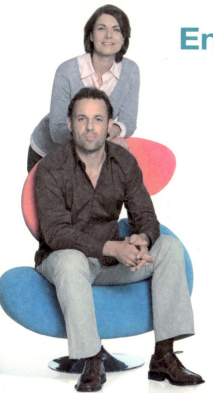

AZIB-SER-2842/08